認知症は病気ではない

奥野修司

文春新書

1473

認知症は病気ではない●目次

はじめに　6

第一章　認知症の世界をのぞく　13

重度認知症の人が書いた「心のメッセージ」を読んだ私は衝撃をうけた。「認知症になれば何も分からなくなる」といわれているが、記憶力は衰えても、感情の動きや人格は変わらないことが分かったからだ。

第二章　認知症の人のこころを読む　47

私たちが認知症を恐れるように、じつは認知症の人たちも、自分の物忘れを恐れ、不安を感じている。そんなとき、「しっかりして

よ」などと言われたら、どんな思いになるのか。その胸のうちを解き明かす。

第三章　周辺症状は〝病気〟の症状ではない　87

認知症の人を介護する家族を悩ませるのは、暴言《ぼうげん》・暴行《ぼうこう》や徘徊《はいかい》、妄《もう》想《そう》といった「周辺症状」である。なぜ、こんな行動をとるのか。その背景には、当事者それぞれの事情や思いがあった。

第四章　家族に何ができるか　125

認知症の人と家族は、意外にも互いの思いがすれ違うことが少なくない。医療や介護の専門家の助言を得て、家族が接し方、考え方を変えたことで徘徊、暴言などが改善した例を紹介する。

第五章　高齢者の認知症は病気ではない　175

終章　**神に近くなった人**　223

人間だれしも歳をとれば、記憶力や理解力などは低下し、八〇歳代を過ぎると正常な加齢変化でも認知症との区別はつかなくなる。では、高齢になれば避けられない認知症は果たして病気といえるのか。二人の専門家の言葉から考察する。

特別コラム

1　認知症をめぐって　242／2　エイジズム（高齢者差別）へ向けての挑戦　248

東京大学名誉教授　松下正明

たとえ認知症になっても、人間らしく生きるにはどうすればいいのか。認知症対策の先進地域といわれる静岡県富士宮市の例などを参考に、認知症の人が当たり前に生きられる社会のあり方を考える。

あとがき　251

はじめに

「つらいです」

「不安です」

「どうなるか心配でたまりません」

「死のうかなと思うて、ええ、何度も泣きました……」

まさかこんな言葉を認知症の人から聞くとは思いもよらなかった。

普段、私たちは他者を評価するとき、無意識に自分と同じ「健康」な人を基準に判断している。それは認知症の人に対しても同じで、相手に声をかけて返事がなければ、「ああ、この人は何を言っても分からなくなった」と判断して話しかけることもなくなる。あるいは喜怒哀楽を表さなければ、感情もなくなったのかと思うかもしれない。

ところが、それは大きな間違いだったのだ。認知症の人も私たちと同じような感情を持っていることが、冒頭の言葉から伝わってくる。

私が認知症に関心をもったのは兄がきっかけだった。もう二〇年以上も前だ。若年性認知症（六五歳未満で発症した認知症）と診断されたのである。それを聞いたときは返す言葉がないほど動転してしまった。それでも会話ができるうちは、兄と近所を散歩したり、兄が好きだった三橋美智也や春日八郎といった懐メロのCDを探し出しては一緒に聴いたりしてみた。やがて症状が進行し、晩年になってほとんど言葉を発することができなくなると、話もできなくなったと思い込んだのだろう。私の足は自然に遠のいていった。

精神科医の小澤勲さんは〈ぼけてしまえば、本人は何もわからなくなるのだから幸せですよね、まわりは大変でしょうけど〉と、二〇年以上前に書いているが※1、その当時の私はまさしくそう考えていたと思う。

「あのときの兄は本当に何も分からなくなっていたのだろうか」

そう思ったのは何年か経ってからである。余命いくばくもないがん患者が、わずかに指先を動かして必死に何かを伝えようとしているのを見たときだ。認知症の人はどうなんだろう？　症状が進行すれば本当に何も分からなくなるのだろうか。そう思うのは認知症に対する私の誤解と偏見ではないか。そしてこう思った。もしそうであるなら認知症の人の心の裡《うち》を知りたい――。

当時の関心は、兄と同じ若年性認知症だった。高齢者の認知症に関心がなかったわけではないが、家族同伴でなければ会うのがむずかしかったこともある。かたわらで家族が代弁してくれるので話を聞くには楽なのだが、やはり認知症の人から本音を聞きたかった。その点、若年性認知症の人は単独でも語ってくれたのである。

彼らは一様に「認知症になっても、私は私で変わらない」と言った。人格が崩壊してしまうかのような認知症観に染まっていた私からすれば、これだけでも衝撃だった。それでも私は、高齢者の認知症はまた別だと考えたのだ。声をかけても反応がなく、自ら話すこともできなくなったら、「私は私で変わらない」なんて言えないだろう、と。

それを変えたのは出雲のデイケア施設「小山《おやま》のおうち」だった。

ここを利用するのは重度認知症の高齢者たちである。若くて元気な若年性認知症の人とはまったく違っていた。ここでは認知症の人たちがたくさんの「手記」を書き残していて、それをきっかけに、私は彼らの声に耳を傾けるようになった。

重度の認知症の人にインタビューするなんて、もちろん初めてである。かといってマニュアルがあるわけでもない。私にできるのは、そこで働いているスタッフを観察させていただきながら、自ら試行錯誤することだけだった。

出雲から始まって、東京、大阪、岡山、静岡、岐阜の各施設を介して重度認知症の高齢者たちにインタビューを続けていると、本当に突然だったのだが、「高齢者の認知症は病気ではないのではないか」と思ったのである。根拠があったわけではない。なぜそう思ったのかうまく説明できないのだが、彼らから何度も何度も話を聞いているうちに、老化とアルツハイマー病の境界線が曖昧でよく分からなくなり、病気という感覚がしなくなったのだと思う。そのときの印象は月刊「文藝春秋」(二〇一五年八月号)のレポート「認知症11人の『告白』」でこう書いている。

〈周辺症状にはすべてそうなる理由があり、根元を断ち切って周辺症状が穏やかになれば、残るのは記憶障害だけである。となれば、認知症とは病でなく、社会の「助け」があれば普通に暮らすことができる「障害」なのではないか。(略)もうそろそろ、認知症は病気という先入観から抜け出すべきだろう〉

認知症になると、新しいことが覚えられなくなる記憶障害を中心に、日時や場所など自分が置かれている状況を理解できない見当識障害などがあらわれるが、これらは脳の障害が直接的に引き起こすということで「中核症状」といわれる。これに対して「徘徊《はいかい》」や「暴言・暴行」などの症状は「周辺症状」と呼ばれている。介護する家族を悩ませるのは、もっぱらこの周辺症状である。後ほど詳しく説明するが、これが改善されると、認知症であっても普通に生活することは可能なのだ。

「認知症は病気ではないのでは？」と思い始めたころ、偶然にも静岡県富士宮市にいる八〇歳のアルツハイマー病の敏和さんに、「認知症になってどうですか」とたずねると、こう言われたと、先ほどのレポートに記している。

「あれは病気じゃないよ。病気でありながら病気じゃないんだよ。だからね、ああいうのはあんまり大げさにせんほうがいい」

敏和さんの妄想かもしれない。でも、実感かもしれない。確たる根拠はないが、認知症が病気であることに疑問をいだいたのはこの時分からである。もっとも、医師が診断して薬も出している認知症を、素人が病気ではないという方がおこがましく、病気でなければ何なんだ、と問われても、私にはひと言も返せなかった。

でも自分で言うのもおかしいが、間違ってはいない気がしたのである。こういうときは、自分が感じたことを信じることだ。それを他者に説明するには、さらに認知症の人から話を聞きながら、それを分析するしかない。

そんなことを続けているうちに、ようやく「認知症は病気ではない！」と断言する認知症の専門家に出会うことができた。高齢者の認知症は病気ではないことが広く知られるようになれば、根拠のない認知症への誤解と偏見を糺《ただ》すきっかけとなり、認知症と診断された本人だけでなく、認知症の人を介護する家族も、その環境が大きく変わるのではないだろうか。

なお、本書で取り上げる認知症とは、老年期のアルツハイマー型認知症のことを指している。なぜアルツハイマー型だけなのか、その理由は後述する。

また、登場する認知症の人とその家族は仮名とした。

参考文献

1　小澤勲『痴呆を生きるということ』岩波新書、2003

第一章　認知症の世界をのぞく

「小山のおうち」との出会い

その日の空はマリンブルー色に透きとおっていた。

出雲市駅の前でタクシーに乗ると、私は出雲大社の方へと向かった。

車は伝統的な石州瓦《せきしゅう》の屋根がたたなづく集落を抜け、広い通りをしばらく走ると「エスポアール出雲クリニック」の前で止まった。ここの院長は精神科が専門の高橋幸男医師。私が向かおうとしているのはクリニックではなく、その横手に並ぶ一部が二階建ての建物である。手前の小さな庭の角に「小山《おやま》のおうち」と筆書きされた看板が立っていた。ここは重度認知症高齢者のためのデイケア施設なのだ。運営するのが先ほどの高橋院長である。

私が初めてこのデイケア施設を訪ねたのは二〇一四年だった。親しくしている鹿児島の医師から、医学専門誌「メディカルトリビューン」に掲載された文章がメールに添付されて送られてきたのがきっかけだった。「痴呆《ちほう》老人に教えられたこと」というタイトルのエッセイで、書いたのが高橋さんだった※1。

高橋さんは、一九九一年にクリニックを開業したのだが、当初は認知症の人の気持ちよりも家族の情報を参考に診断していたから、診察室で話題になるのは、もっぱら家族の悩みごとだった。「おばあちゃんが勝手に外に出て、戻って来ないこともたびたびで困っています」と家族から相談されると、高橋さんも「困ったもんだね」と言いながら薬などを出していた。

やがてクリニックの隣に「小山のおうち」を開設したので、そのおばあちゃんにも来てもらった。すると診察室とは打って変わり、涙が流れるほど物忘れがつらいことや、認知症になりゆく不安などを本音で語り始めたのである。認知症の人たちは呆《ほう》けて妄想の中で生きていたのではなかったのだ。それどころか、自分自身を含め、家族や周辺のことをよく理解していたことに衝撃を受け、高橋さんはそれを医学専門誌に寄稿したのである。

このエッセイを読み終えた私は、右上に小さく書かれた数字を見て驚いた。なんと記事の日付が一九九六年五月だったのだ。認知症がまだ「痴呆症」と呼ばれていた時代に、認知症の人には豊かな心の世界があると語る医師がいたことに驚き、私は居ても立っても居られず出雲へと向かった。

認知症の人の膨大な「手記」

「小山のおうち」は、外から見るかぎり他のデイケアと大差はない。ところが、ここでしばらく過ごすと、独特のルールがあることに気がつく。

たとえば、互いに「物忘れ」を認め合うこともその一つだ。「小山のおうち」は一般的なデイケアと違って重度の認知症の人を対象にしているから、利用者の物忘れはしょっちゅうである。たいていの人は数分で忘れるので本人は不安でいっぱいなのだが、ここでは物忘れがあっても気にすることはない。そんな空間だから、「忘れました」と言うかわりに、「物忘れが上手になりまして」とあいさつする。ボケて忘れてもいい社会なら、認知症の人は屈託がなくなり、穏やかになっていくのだろう。

もうひとつは、利用者が輪になっておしゃべりしたり、昔の歌を歌ったり、あるいは思い出を語り合う場面が多いことだ。当時の私が知る限り、他の施設と違ったのは、そこで何を話しても、どんな歌を歌っても、全員が拍手して賞賛してくれたことである。利用者は重度の人たちだから、むろんうまくしゃべれないが、賞賛されたら、認知症の人でなくても主役になった気分になれるのだから、よほど偏屈な人でないかぎり、嬉しいはずである。たったそれだけのことなのに、自分は独りぼっちでなく、たしかに生きていることを実感するのである。

脳科学者の恩蔵絢子《おんぞうあやこ》さんは、六五歳で認知症になった母を二年半にわたって記録し、『脳科学者の母が、認知症になる』を著したが、そのなかで認知症の人が「幸福だと感じる瞬間」についてこう書いている。

施設でも通常、彼ら・彼女らができないことに配慮がなされ、できることをやらせてもらえる場所、他人がやりすぎないで、簡単なことでいいから自分が主体性を感じられる場所、小さなことでいいから人の役に立つことができて、人から認めてもらえる場所なら、そこが好きになるし、楽しむことができる。※2

なんだか「小山のおうち」を見ているような描写である。

そんな環境のせいか、「小山のおうち」ではみんなよく笑い、よくしゃべる。うまく言葉を出せなくても、笑顔が絶えないのは楽しいからだろう。笑顔はＱＯＬ（生活の質）を高めるというが、ここにいる全員が中等度から重度の人なのに、どう見ても軽度にしか見えないのはそのせいだろう。

私が初めて「小山のおうち」を訪ねたとき、重度認知症の人にどう声をかけていいかわからず、オロオロしながらそばで見守るだけだった。結局、院長の高橋さんのインタビューだけで終わったのだが、そのとき、「小山のおうち」では、スタッフの補助で認知症の人に「手記」を書いてもらっていると聞き、思わず声をあげそうになった。しゃべるのもおぼつかない重度の人たちが、ほんとうに文字なんて書けるのだろうか。しかし、この時点ですでに一三〇篇の「手記」があったのである。

たどたどしく綴られたその文字は、認知症の人たちの心のメッセージだった。高橋さんは、そこに綴られた言葉から認知症の人の心の裡《うち》を解き明かし、それを「からくり」と呼んでいた。「小山のおうち」にある独特のルールは、手記に書かれていた言葉を丹念に整理することで誕生したのだという。手記の言葉はそれだけではなかった。

家族や周囲の人たちはどんなケアをすればいいかを導き出すヒントでもあった。

私はこの数カ月後に、ふたたび出雲へと向かう。

「私を外に連れてって」

穏やかな日差しが降り注いでいた。

暖かかったせいか、私は認知症の人たち数人に交じって、建物の外にあるテラスの木陰で一緒におしゃべりをしていた。すると私の隣に座っていた敬子さんがいきなり、

「ねえ、私を外に連れてって」

ちょっとドキッとするようなことを言ったのだ。

咄嗟のことで返す言葉が見つからない。まさか彼女を外に連れ出すわけにはいかず、「そうですね、こんな日はワイナリーにでも遊びに行きたいですね」と、思いついたことを口にして濁した。ここまで乗ったタクシーの運転手から、この近くには観光客に人気があるワイナリーがあると聞いていたからだ。

敬子さんは笑ったように見えたが、何も言わなかった。

おしゃべりが終わると、私はスタッフに「天気もいいし、全員でワイナリーに行くのはどうですか?」と提案してみた。よくよく考えてみたら、無責任なことを言ったものだと思う。重度認知症の男女一五人を、観光客がいるオープンスペースに連れ出そうというのである。目を離したすきに迷子になるかもしれないし、転んでケガでもすれば「小山のおうち」の管理責任が問われかねない。敬子さんなら二、三分もすれば忘れてくれるのだから、そんな約束事なんて気にしなければよかったのだ。それなのに、おせっかいにも言ってしまったのである。

ところが管理者とスタッフは快くワイナリー見学を決断してくれた。もちろん利用者のみなさんは小さな歓喜の声をあげたことはいうまでもない。

私にとって衝撃的な出来事があったのは、ワイナリー見学から帰ってからである。利用者の方たちとテーブルを囲んでお茶を飲んでいたときだ。ワイナリーから戻って一時間以上は経っていたはずだが、敬子さんは隣にいた私にこう言ったのだ。

「楽しかったねぇ」

たったその一言だったが、当時の私は思わず目をみはった。先にも述べたように、敬子さんは数分もすれば忘れてしまう。それが一時間以上も前のことを「楽しかった」と言ったのである。私には信じられなかった。

同じようなことは、この二週間ほどのちにもあった。岡山県にあるデイサービス「こまくさ」にいた千鶴さんという九四歳の認知症の女性に会ったときだ。中程度の認知症で、これといった周辺症状はなかったが、記憶障害が激しくて数分も記憶が保持できない。その彼女から女学校時代の話を聞いているうちに、ふと「今、何がしたいですか?」とたずねた。すると、「実家に帰ってみたい」と言ったのだ。簡単なことだと思って「スタッフにお願いしてあげますよ」と安請け合いをしてしまった。

ところがスタッフに聞けば、なんと千鶴さんの実家は対岸の高松にあって、フェリーを使っても六〇キロ以上は離れているという。自分の浅はかさをつくづく後悔した。ところがホーム長もスタッフも、こういう機会はめったにないから行ってみましょうと言ってくれたのだ。千鶴さんの娘やスタッフらの協力を得ながら、こうして千鶴さんの過去をたどるプチ旅行となったのである。

戦前生まれの千鶴さんは、女学校で寄宿舎生活を送っていた。

「家から寄宿舎まで人力車に乗って行きおった。お父さんが膝の上に乗せてくれてな」

遠い記憶だが、これが彼女の自慢だった。

車に揺れながら、千鶴さんは娘さんが持参してくれた女学校のアルバムを開くと、さまざまな記憶が蘇ったらしく、笑みがこぼれ、やがて手拍子で校歌まで歌うにぎやかな道行きになった。

二時間ほどかけてたどりついた生家は、誰も住んでいなかったが、普段から彼女の甥が手入れしているせいか、建物の中には塵ひとつ落ちていなかった。

「ここで寝起きしたんですか？」

「そうやな、鶴が三羽、川の字でな」

千鶴さんは軽やかに言う。彼女は三姉妹の末っ子で、姉妹の名前には必ず「鶴」の字が入っていたそうだ。

庭木も見事に剪定されていた。

そんなプチ旅行から帰った翌朝のことである。私が「こまくさ」を訪ねると、スタッフよりも先に、千鶴さんが玄関口にあらわれた。そして私にこう言ったのだ。

「昨日は実家に帰ってな。疲れましたわ」

思わず「えっ！　記憶が戻った？」と、私はスタッフと顔を見合わせた。なにしろ数分で忘れてしまう人が、なんと昨日のことを覚えていたのである。

このときも偶然だと思ったのだが、考えてみれば敬子さんも「ワイナリー見学」を楽しかったと覚えていたのだ。認知症の人は身の回りに起こった出来事は忘れても、楽しかったことなどの感情がともなうと、時間が経っても心に残るのだろう。

それが間違っていなかったことは、認知症専門医で群馬大学の山口晴保名誉教授が、ある論文を引いてこう書いていることでも裏付けられる※3。

認知機能の高さはＩＱ（知能指数）で表しますが、情動はＥＱ（Emotional Intelligence Quotient／感情の知能指数）で示されます。認知症の人のＩＱとＥＱを測った研究によると、ＩＱはアルツハイマー型認知症によって少しずつ低下していきますが、ＥＱは中等度認知症になっても多くの人で正常でした。※4

認知症の人は認知機能が落ちても、感情は以前と変わらず正常なのだ。

重度認知症の人の告白

話を敬子さんに戻す。ワイナリー見学の翌日だっただろうか、出雲の「小山のおうち」で恒例の「物忘れ談義」が開かれた。のちに詳しく述べるが、認知症の人たちが、それぞれの思いを綴った「手記」を、他の利用者がいる前で自ら読み上げ、そのあとで「物忘れ」について全員で話し合うのである。このとき三人の利用者が手記を読んだのだが、その一人が敬子さんだった。

他の二人は手記を読み上げると、自分の物忘れや家族との関係などを語ったが、彼女は訥々と読み上げただけで、腰を下ろすと視線を窓の外に向けたまま一言もしゃべらなかった。私は「良かったですね」と声をかけて、握手を求めた。

敬子さんはちょっと驚き、怪訝な顔をする。昨日も、その以前にも会ったのに、私のことは覚えていない。敬子さんと話をするときは、毎回、一期一会の気分である。

でも、敬子さんはすぐに表情をくずして私の手を握った。

「物忘れ談義」が終わると、部屋の隅で話を聞かせてもらった。といっても、彼女の記憶は数分も保持できないから、同じ話がメビウスの輪のように繰り返される。それでも時間をかけながら耳を傾けた。断片的な言葉が何度も繰り返されるので、そのままでは紹介できないが、およそ次のようなやりとりだった。

「いい文章でしたね」と私は声をかけた。

敬子さんは「（怪訝な顔で）え！　わたしが……物忘れマンかな」とつぶやく。

私はできるだけ笑顔で「そうですよ」と言って、彼女の手記を読み上げた（以下、当事者の手記は太字で示す。誤記も原文のままとした。文中の（　）内は著者による補足）。

おばあちゃんはものわすれマンです

仕事場のお客様の名前を忘れてしまいました。それで退職しました。

忘れるようになってどうしようと思いまして退職しました。

今は今日が何曜日か分からなくなりました。
家ではダンナや息子がときどきおこることがある。
何でおこるかと私もおこる。
おこられると家出することがある。
私はいないほうがいいと思われると思うから家出するけど、外歩きをすると気分は良くなる
ミヨちゃんは親切で優しい子です。
家族の中で頼りになるのはミヨちゃんです。
おやまのお家はいいとこです
親切な方がいらっしゃるからです
これからも来させてください。お願いします。

（注・原文はひらがな混じりのカタカナ）

「そうそう、ミヨちゃんがやさしいの」と敬子さんは嬉しそうだ。

私はそれに同意するかのように「親切でやさしいんだ」と言った。

「いいお嫁さん。大好きなの。怒らないから」

「怒る人がいるんですか」とたずねると、敬子さんはボソッと言った。

「旦那や息子は怒ってばっかり……」

「どうして怒るのかな」

「どうしてかしら。怒られたらどうしていいか……」

「つらいですよね」

「お嫁さんはやさしいの……」

「やさしい？」

「親切、いじわるしない」

「それはよかった」

「あれ、わたしの自転車、どこかしら？」

敬子さんはいきなり周囲を見回し始める。自転車が好きで、普段から気が向いたら自転車で出かけていたらしい。でも彼女の自転車はどこにもない。ここには送迎車で来たのだから、彼女の自転車はあるはずがないのだ。それでも自分の自転車が見当たらないのが気になるのか、そわそわし始めた。そこで私は、ここへは車に乗せてもらって来たのだと説明した。納得したようにうなずくが、一〇分ほどすると再び「私の自転車は?」が繰り返される。でも自転車の話になると楽しそうだ。

「(出雲)大社《たいしゃ》さんまで自転車で行くの」と敬子さんは柔和な表情で言いながら、いつも身に着けている小さなかばんを開ける。「おばあちゃん(自分のこと)、仕事もしとらんけ、かばんはあるけどお金がないの……。あら、いやだ」

「出雲大社まで遠いのに、そんなところまで行って疲れませんか?」

「大丈夫。疲れない」

「すごいですね」

「鍛えているから……。あれ、私の自転車、どこかしら?」

「大社さんには一人で行くのですか?」

「自転車は一人しか乗れんわよ」

これは失礼。確かにそうだ。

「大社さんへはどんなときに行くの?」と私はたずねる。

「怒られたら……」

「怒られたら?」

「小山のおうち」にある手記には「おこられる」という言葉がよく出てくる。たいてい怒られた理由は書いていない。敬子さんの手記もそうだ。物忘れが激しいので「また忘れて!」「しっかりしてよ」とでも言われたのだろう。認知症の人はそれを「怒られた」と受け止めるようだ。もちろん家族は怒ったわけではないのだが、しっかりしろと言われても本人は忘れるのだから、叱られていると感じるのだろうか。その言葉は数分後に記憶から消えるが、「怒られた」という負の感情だけが残り、何度も怒られ続けていると、何があったのかは忘れても、「怒った」人の顔を見ただけで気分がざわつくようだ。やがて居心地が悪くなれば、自分の家でありながら、ここは自分のいる場所ではないと錯覚して家を飛び出したとしても不思議ではない。そして敬子さんは、居心地がいい出雲大社に向かったのだろう。

「風が気持ちいいの。みんな忘れて気持ちいいわ」

「気持ちがいいんだ」

「そう、今日もそうね」

「一人で大社さんに行って、家族は心配しませんか？」

「(家族が)おるときは行かんわ」

「いつ行くの？」

「誰もおらんとき。みんなおるときは、おばあちゃんは家におるけん」

「なるほど……」

「あら、私、どうしてここにいるの？」

「車に乗せてもらって来たんですよ」

「どなたが？」

「ここは運転手つきの車が迎えに行くんです」

「ほんと？　申し訳ないね。仕事もせんでお金がないのに……」

「どんな仕事をしていたんですか？」

「どんな仕事って……いろいろ、忘れたわ。あれ、私の自転車は？」

彼女の言葉を文字にすると、いかにもすらすらと語っているように思われるが、実際は訥々《とつとつ》とした言葉の連続で、これだけの会話に小一時間はかかっている。内容といえば、たわいもないといえばたわいもないが、重度の認知症の人が、意味ある言葉で自分のことを語れると思っていなかった当時の私には衝撃だった。この体験が、それまで私の中にあった認知症観をすっかり変えてしまったのである。「認知症の人のことは認知症の人にたずねろ！」、そう思ったのはこのときだった。

認知症になっても人格は変わらない

私にとっては衝撃ともいえるこれらの出来事を、認知症のことではいろいろと教えてもらっているケアマネージャーのM君に伝えた。M君はちょっと驚いた様子で「どうやってしゃべってもらったの？」と興味深そうにたずねた。

そう言われても、私に策などあったわけではない。「小山のおうち」でスタッフの行動を観察しながら、自分なりにイメージしただけである。あえていえば、終末期のがん患者にたびたびインタビューしたことが大きいかもしれない。ただ、それをどう説明すればいいか困り、とりあえずこんなことを言った。

「できるだけ安心してもらえるように、少し距離をとりながら、しゃべるときは笑顔に徹したことかな。そのうえで、彼女が生まれた町のことや子供の頃の楽しかったことから聞いていったと思う。昔のたわいもない話だよ」

「それって回想法?」とM君は言った。

回想法というのは、懐かしい写真を見たり、思い出を語り合ったりして認知機能を活性化させる心理療法のことで、認知症の人の気持ちを安定させたりコミュニケーションを活性化する効果があるといわれている。

私は「回想法のことは詳しく知らない」と言った。「だけど、認知症の人は新しい記憶が抜けているから、今の話をしてもつながらないけど、昔の話なら会話はできるというからね。それに、その人にとって得意な話や楽しかった話は誰だって自慢したいだろ? もししゃべってくれたら、こっちは楽しそうに聞いて、あなたに関心があるのだと示せば、相手だって気分的にまんざらではないんじゃないかな。ただ困ったのは、些細《ささい》なことでも話し終えるまで時間がかかるので、待つ時間が多かったことだね」

「大変だったんじゃない？」とM君は言うが、苦労した印象はない。むしろ重度認知症の人と会話ができて興奮していたほどだ。私はこう言った。

「認知症の人の言葉を聞くというのは、相手の時間に合わせてひたすら待つことかもしれない。それと、出雲弁だから理解するのも楽じゃなかった」

「方言が分からなかったらどうするの？」

「分かったふりをする」

「それじゃ話が続かないでしょ？」

「だって数分もしたら忘れるんだから、相手はそんなことまで気にしないよ。むしろ困ったのは、今しゃべっているのに『あなた誰？』って何度も訊かれたことかな」

「そのときはどうするの？」

「同じ回答をする。相手に安心してもらうためだから」

見ず知らずの私でもインタビューができたのだから、身近な家族ならもっと聞けるだろうと思われるかもしれないが、むしろ家族の方がハードルは高いはずだ。なぜなら、私はいわば「旅の人」で、会話が長くなっても一時《いっとき》のことだから我慢すればいい。それに、私は相手の過去を知らないから、認知症になった現在と比較することはないが、日常生活を共にする家族は違う。記憶が健在だった昔とつい比較してしまい、「なんでこれができないの？」と言ってしまいがちだ。さらに、同じことを何度も、それも毎日聞かされたらたまったものではない。数回ならともかく、数十回ともなれば、さすがに表情もこわばって、「何度も言わないで！」とか、きつい言葉になるはずだ。敬子さんはそれを「怒られている」と感じたのだ。

先ほどの手記に、怒られたので〈私もおこる〉と書いているから、敬子さんにすれば怒られる理由に心当たりがないので反発したのだろう。彼女は、たびたび「怒られる」ので怒りの感情を蓄積させていき、自分の家でありながら居場所がなくなっていった。そして何かの拍子に家を飛び出したのだ。居心地のいい出雲大社に向かい、そこで気分をすっきりさせたのはよかったのだが、さて、帰ろうと思って腰を上げたら、帰る道順が分からなくなってしまった。あれこれ迷っているうちに、「徘徊」になってしまったようである。

「小山のおうち」に三日間通い、敬子さんにインタビューして文字にできたのはこれだけだが、私の中で高齢者の認知症のイメージが一変していた。

ある高名な作家は、認知症になると「自分が自分でなくなる」「何もわからなくなる」と書いているが、敬子さんが語った言葉は、重度になった認知症であっても、その心の裡には私たちと同じ豊かな感情があふれていることを物語っていた。認知症になったからといって宇宙人になったわけではない。喜怒哀楽は何も変わらず、むしろ障害があるためにより繊細な感覚になっているのかもしれない。

健康な人にくらべたら、たしかに敬子さんの行動は異常だ。でも、重度になって症状が進行しても、世界でたった一つの人格は変わらない。変わったのは、アウトプットである言葉や、行動など見える部分なのだ。

それ以来、私は「小山のおうち」にたびたび通うようになる。

喜怒哀楽の表情がなく、言葉も失っていくのを見て、「ボケてしまえば幸せですよね」と言われる方もいるが、認知症の人たちの声に耳を傾ければ、むしろ不安にさいなまれながら、自分の思いを言葉にできないことに苛立っているのを感じる。

そんなことを想像していたら、私の頭のなかで「この人たちは本当に病気なの？」という声がしたのである。高齢者の認知症の中でも、とりわけアルツハイマー病は病気ではないのではないか、と——。もしそうであるなら、同じ若年性アルツハイマー病の人たちはどうなるのか、私にはまだそこまで理解できていなかった。

アルツハイマー病の原因は今も不明

認知症とは、原因疾患（認知症を引き起こす病気。たとえばアルツハイマー病の原因疾患は神経変性疾患など）によって脳の神経細胞が壊れて記憶などの認知機能が低下した結果、「生活するうえで支障が出ている状態（およそ6ヶ月以上継続）」（厚生労働省老健局）なのだそうだ[※5]。つまり日常生活に支障が出たら認知症ということである。

知られている認知症にはいくつかタイプはあるが、なかでもアルツハイマー型認知症と血管性認知症、これにレビー小体型認知症、前頭側頭型認知症を加えると九二・四％にもなる。この四つを四大認知症と呼んでいるが、このなかで圧倒的多数を占めるのがアルツハイマー型認知症（六七・六％）である。

一般的に六五歳までに発症するアルツハイマー型認知症は「若年性アルツハイマー病」で、高齢者のそれは「アルツハイマー型認知症」と呼ぶことが多いが、「アルツハイマー病に統一してもいいのでは」という意見もあるそうだ。

四大認知症といっても、それぞれ発症の原因は違っており、血管性認知症は脳梗塞や脳出血が脳の神経細胞にダメージを与えることで発症する。レビー小体型認知症は、「レビー小体」という異常なたんぱく質が大脳皮質に蓄積することで起こる。前頭側頭型認知症は、異常なたんぱく質などによって脳の前頭部と側頭部が萎縮することで発症する。いずれも「病気」であることは明らかだ。

ではは圧倒的多数を占めるアルツハイマー型認知症はどうか。242ページにあるコラムで、老年精神医学が専門の松下正明東京大学名誉教授も書いているように、一般的には「アミロイドβ《ベータ》」と「タウ」という二種類のたんぱく質が蓄積していき、脳の神経細胞を壊すことで発症するといわれている。しかし、前出の恩蔵絢子さんによれば〈二〇一八年のはじめ、老人斑のもととなるアミロイドβを取り除いても、アルツハイマー病の進行は止まらないという研究報告が相次いで出た〉そうである※6。

さらに、アミロイドβは老化がすすむことでも蓄積するというのだからややこしい。つまり、歳をとれば誰でもアミロイドβが溜まっていくということである。ではアルツハイマー型認知症と老化の差はどこにあるのかというと、現時点ではアミロイドβの量的な差でしかないようである。

今のところはっきりしているのは、〈アルツハイマー病の一番のリスク・ファクターは年齢である〉（同前）ということだけのようだ。つまり、五章でも詳しく述べるように、老年期のアルツハイマー型認知症が増えているのは、高齢者の平均寿命が延びているからなのである。

人類が誕生して以来の長寿社会

私たちは今、平均寿命が八〇歳を超えるという、未だ経験したことがない世界にいる。団塊の世代が生まれた頃の平均寿命が五〇歳代で※7、八〇歳以上の人はわずか一〇〇〇人に四人（〇・四％）だった。それが今は一〇〇〇人に対して九九人（九・

図1　年齢階級別の認知症有病率

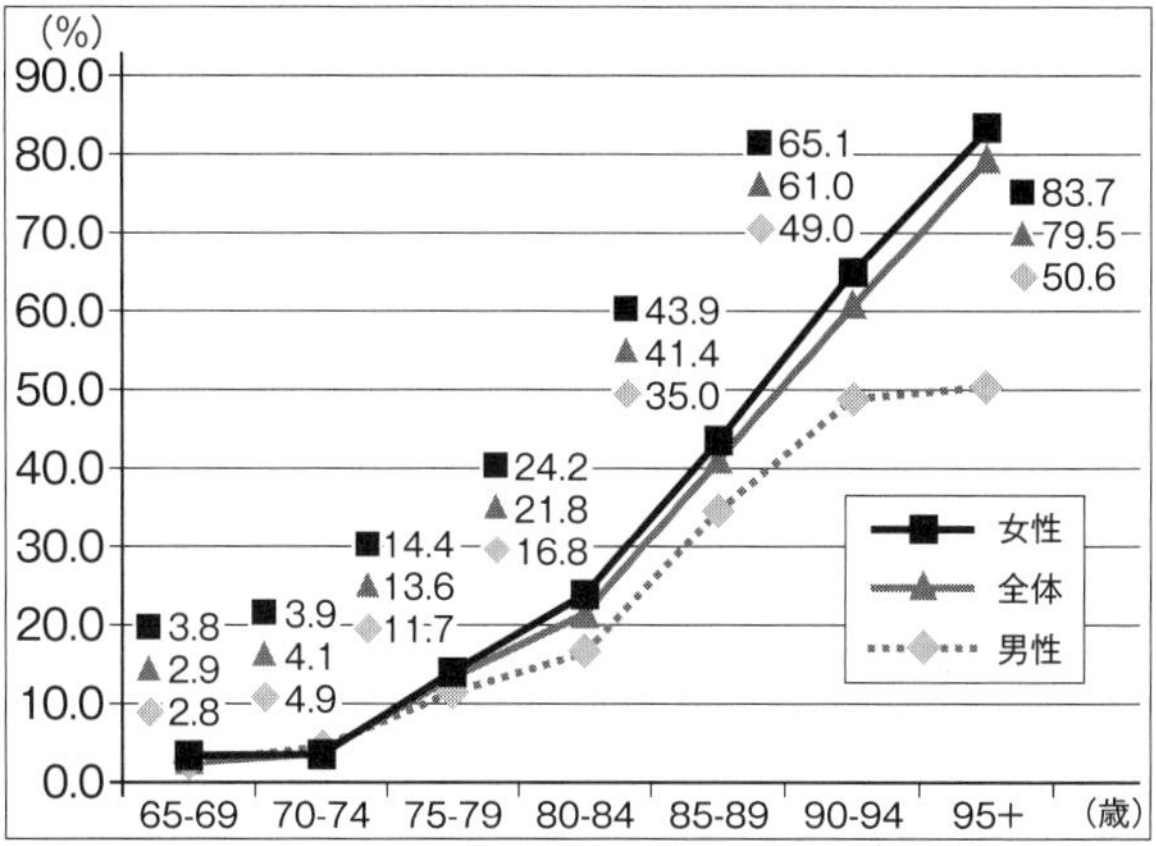

出典：首相官邸サイト「認知症年齢別有病率の推移等について」
https://www.kantei.go.jp/jp/singi/ninchisho_kaigi/yusikisha_dai2/siryou1.pdf

九%）もいるのだ※8。さらに平均寿命も、男性八一歳、女性八七歳（二〇二二年）と三〇歳ちかくも延びている。

現在、認知症になる人は、後期高齢者になる七〇歳代後半では一〇人に一人（平均一三・六%）だが、八〇歳代前半になると一〇人に二人（同二一・八%）に増え、八五歳からは実に一〇人に四人（同四一・四%）と急増する。九〇歳代前半になると一〇人に六人（同六一%）となり、九五歳以上になると、一〇人中八人（同七九・五%）が認知症である※9。

「九〇歳になると六割が認知症ですよ」というと意外に思う人が多い。そんなに多いはずがない、という反応である。六割を占める認知症の人は自宅に引きこもっていたり、デイサービスなどの施設にいたりして、人目につきにくくなっており、我々が日常で目にするのは認知症でない残りの四割だからである。

一般的に、同年代の一割から二割が同じ病気にかかれば異常な状態である。新型コロナウィルスのピーク時でも新規陽性者の割合は、最も高かった〇〜九歳の年代で一五％強だ[※10]。それが同世代の半数以上が認知症となれば、認知症になることが「正常」であって、認知症でない方が「異常」ということになる。同じ世代の半数以上がなる認知症を、「病気」として治療の対象にするのはどう考えてもおかしい。

病気の中でも比較的多いのががん患者だが、年齢階級別がん罹患率を調べると、八〇代の男女でがんになった人すべてを合算しても、その世代の数％にすぎない[※11]。それが、認知症だけは別で、世代の半数以上が罹患しても病気だという。果たしてそんなことはあり得るだろうか。歳をとれば誰もが認知症になるというのは、一見して病気のようでも、実は大半が老化なのではないか。

江戸時代から明治、大正にかけて、八〇歳や九〇歳の長寿者がいなかったわけではない。江戸時代なら伊藤若冲《じゃくちゅう》（八四歳）、葛飾北斎（八八歳）、明治から大正時代なら板垣退助（八二歳）、大隈重信（八三歳）といったケースもあるが、一九一六年（大正五年）に夏目漱石が四九歳で死去したとき、新聞に〝若い死を惜しむ〟ような文字がないことから推測して、庶民の感覚ではそれぐらいが寿命だったのだろう。ただ、明治、大正の平均寿命が四〇歳代半ばでも、乳幼児の死亡率が高かったせいだから、実際は六〇歳ぐらいまで生きる人は少なくなかったはずだ。かつて五五歳定年（六〇歳になったのは一九七三年以降）のことを「終身雇用」と呼んだのも、退職して数年もしたら亡くなったからだ。多くの人が八〇歳代まで生きるようになったのはつい最近のことなのである。それも人類の歴史が始まって以来なのだ。未知の世界で何が起こるかは、経験のない私たちには予測不可能なのである。

誰もが認知症になる

年を取れば取るほど、認知症になる確率は上がります。（略）どんなに気をつけても、誰でもなる可能性があります。どなたも向き合わざるをえないのが認知症だということを強調しておきたいです。人間誰しも老いていくのと同じで、自然の摂理なのです。※12

二〇二一年に亡くなった認知症専門医の長谷川和夫さんは、自ら認知症であることを公表して、著書にこう書いたが、もはや誰もが認知症になる時代なのだ。

それまで凛《りん》として生きていた人が、老いとともに記憶があやしくなり、やがて物忘れが増えて日付も分からなくなる。さらに家事ができなくなったり、あるいは一人で外に出て帰ってこられなくなったりするのを見て、周囲は「以前はこんな人じゃなかったのに……」と嘆くようになる。七五歳を過ぎれば、認知症になる確率は二けたに上がるのだから、もはや誰が認知症になっても不思議ではないということだろう。

第五章で詳述するが、肝臓や肺と同じで、脳も耐用年数がある臓器であって、脳だけが特別ではない。生体の司令塔である脳の耐用年数が切れかけたら、脳の誤作動によって日常生活の失敗が頻繁に起こるのは当然だろう。歳をとれば目がかすみ、耳が遠くなるのと同じで、物忘れも病気ではなく、老化の過程で起こる現象にすぎないのではないか――。そんなことを思っていると、「認知症の世界」をのぞく厚くて重い扉がようやく開いたような気がした。

これまで「小山のおうち」に通いながら重度認知症の方たちの声に耳を傾け、改めて彼らの心の裡を綴った「手記」を読み込んだ。この手記は、私にとって、いわば認知症の世界をのぞく特別なメガネのように思えたのである。認知症の人の立場に立ったケアの理論を体系化したトム・キットウッドが、〈認知障害の経験を伝えるために、認知障害というこの特別な旅から戻ってきた人が誰もいないということである〉※13と指摘したように、認知症になった人たちが、自分が体験したことをつぶさに語ってくれない以上、私たちには認知症の世界を知るすべがない。だったら、認知症の人たちが自らの内奥を綴った「手記」は、認知症の世界をのぞくカギになるのではないか。

この手記を土台に、認知症の本人はもちろん、認知症の人と接する医師や認知症の研究者、介護の専門家、そして身近で介護する家族たちの取材を重ねた。その結果、これまで私の推測に過ぎなかったことが、次第に確信へと変わっていったのである。

認知症の中でも、高齢者のアルツハイマー型認知症は病気ではないと――。これから私の推測が確信へと変わっていったその経緯をお伝えしたい。

参考文献

1　高橋幸男「続時間の風景　痴呆老人に教えられたこと」「メディカルトリビューン」1996年5月23日

2、6　恩蔵絢子『脳科学者の母が、認知症になる』河出文庫、2021

3　小池妙子ほか「認知症高齢者における情動と認知の関係」「弘前医療福祉大学紀要」8（1）、2017

4　山口晴保『認知症ポジティブ！』協同医書出版社、2019

5　厚生労働省老健局「認知症施策の総合的な推進について」2019年6月20日

7　内閣府「平成27年版高齢社会白書」、厚生労働省「完全生命表における平均余命の年次推移」、厚生労働省「日本人の平均余命（平成18年簡易生命表）」

8　総務省統計局「高齢者人口及び割合の推移（昭和25年～平成52年）」、総務省統計局「年齢3区分

別人口及び割合（2021年、2022年）」

9　首相官邸サイト「認知症年齢別有病率の推移等について」の「年齢階級別の認知症有病率」

10　COVID-19 有識者会議サイト「グラフでみる人口で補正した年代別・都道府県別新規感染率」

11　公益財団法人 がん研究振興財団「がんの統計2023」の「年齢階級別がん罹患率推移」

12　長谷川和夫『認知症でも心は豊かに生きている』中央法規出版、2020

13　トム・キットウッド『認知症のパーソンセンタードケア』高橋誠一訳、クリエイツかもがわ、2017

第二章　認知症の人のこころを読む

半世紀以上変わらない認知症観

認知症といえば、今も「恍惚《こうこつ》の人」という言葉を浮かべる人は少なくないが、これは一九七二年に刊行された有吉佐和子さんの同名の作品の影響だろう。

「恍惚」を辞書で引くと「ぼんやりしてはっきりしないさま」とある。健常者から見た重度認知症の人の外見をよく表していて、当時は大きな話題を呼んだが、認知症の人の視点がなく健康な人から見た一方的な描き方だったのに、社会がそのまま受け入れたのは、それを当然とする時代だったからだ。島根のエスポアール出雲クリニック院長の高橋さんは言う。

「昔は、長生きすれば呆《ほう》けることもあるもんだと、比較的おおらかなものでした。ところが高齢化社会がやってきて、痴呆《ちほう》が社会問題になると、〈認知症＝人格が壊れた人〉というイメージができあがります。それを描いたのが『恍惚の人』でした。呆けた主人公の義父は、いつもヘンなことをして家族に迷惑をかけ、最後はうんこを畳の上に塗りたくって死ぬ。小説の中で「人格欠損」という言葉が使われましたが※1、ボケたら何も分からなくなるというイメージは、その後の日本人の認知症観に強く影響したのかもしれません」

だからといって、作者が悪いわけではない。高度経済成長期を経験した日本は、論理的で効率的で衛生的な社会を目指すようになり、非論理的で非効率的で非衛生的なものは排除されていく流れが加速していて、認知症の人には生きにくい時代になっていたのだ。『恍惚の人』はそんな社会を背景に描かれた作品なのである。書物を通して知るかぎり、この状況は日本だけでなく、欧米も同じだったようで、イギリスの心理学者トム・キットウッドはこう書いている。

〈多くの社会では、高齢者を無能で、醜く、厄介なものとして分類し、個人と社会構造の両方のレベルで高齢者を差別する老人差別が行きわたっている。認知症の人はもっとも極端な老人差別にさらされる〉※2

それにしても、あれから半世紀以上も経つというのに、そんな認知症観が今も廃《すた》れていないのは不思議なくらいである。

認知症の人による発信では世界的な先駆けであるオーストラリアのクリスティー

ン・ブライデンさんが、〈これまでの認知症に対する見方は、健常者の「外側からの見方」で、認知症をかかえる者からすると誤解に満ちている〉と語ったと小澤勲さんは書いているが※3、それは、あなたの認知症観は、健康な自分の視点で勝手に描いたものだから間違っていますよ、という警告ではないだろうか。そうであるなら、実際に認知症の人が何を思い、何を感じているかを知るには、「小山《おやま》のおうち」に残された膨大な「手記」がその手がかりになるはずである。ちなみに、クリスティーンさんが二〇〇三年に初来日した折、まっさきに訪ねたのが出雲の「小山のおうち」である。その理由は「小山のおうち」の初代管理者として認知症の人に「手記」を執筆してもらうなど、当事者からの発信を実践していた石橋典子さんが、クリスティーンさんの訪日を発案したからである。

「物忘れ談義」

いつものことだが、ここでは訪問客があれば、必ず利用者たちの前で自己紹介することになっている。初めて来たときはそのことを知らず、となりにいた認知症の男性に「ここは楽しいですか」などと質問をしたら、いきなり「人にものを尋ねたければ、名を名乗れ！」と怒鳴られてしまった。元は警察の偉い方だったそうだが、言われてみればその通りである。それから、ここに来れば私は真っ先に自己紹介することにしていた。その日も私の挨拶がすむと、利用者たちはテーブルを囲んでのんびりとお茶を飲み始めた。午後のティータイムである。

やがてひと息ついたころに「物忘れ談義」が始まった。

認知症の人がつらいと感じるのは物忘れである。記憶したことがどんどん消えていく感覚は私たちには想像もできないが、「自分が壊れていくような不安」と言った方がいる。かといって物忘れをなくすことはできない。だったら自分の物忘れを自ら公表して、物忘れをしても気にしないと同時に、他人の物忘れを指摘せず、たとえ物忘れで失敗しても笑ってやりすごせばいい。つまり、互いに物忘れを認め合うことで、物忘れへの不安をなくそうというわけだ。忘れたら「忘れたよ、ワッハッハッハ」と笑えばいい。そんな環境なら誰もが屈託がなく穏やかに暮らせるのではないか。そのために始めたのが、自分の物忘れを披露する「物忘れ談義」である。

この日は八〇歳になる和雄さんが午前中に書いたという「手記」を手にしながら読み上げた。

小山のおうちは、自分の気持ちが悪いとは思わないが、
大変うれしいわけでもない。
自分の気持ちが認知症でとにかく悪くなった

和雄さんを囲んで耳をすませて聞いていた利用者たちが、発表が終わると一斉に拍手した。とはいえ、和雄さんの手記はこのままでは理解するのがむずかしい。そこで認知症の人たちを代弁するようにスタッフがたずねる。

「認知症だから大変うれしいわけではないが、ここでは嫌な気持ちにはならないということでいいですか？」

「そうそう、悪い気持ちで書いたもんじゃないです」と和雄さんは言った。

「書いたのは他の人にも知ってほしいからですか」と私も横から質問をした。

「そうですね。認知症で、自分の気持ちが、とにかく悪くなったということです。悪いのは認知症です。あんまりいいことはないですよ。みんな忘れちょるからね」

「どんな気持ちで書かれたのか、皆さんに伝えていただけませんか」とスタッフ。

「私は今年で八〇だからね。しょうがないです。認知症で頭の中がいかれてるんです。ほんとにダメなんです。何も覚えてないし、これはどうにもならんですよ」

それを聞いた他の利用者たちが、和雄さんに「私も忘れますよ」「和雄さんだけじゃないよ」と口々に言いはじめた。和雄さんは周囲の反応に驚きながらつぶやく。

「私の頭の中は認知症で……」

そのあとに意外な言葉がつづいた。

「私のような認知症は、みなさんにはないでしょう?」

認知症の人は他の認知症の人を見て「普通ではない」と分かるのか、施設を利用して間がない人が、「ボケた人と一緒に自分がいるのはおかしい」とつぶやくのをよく聞く。ところが、和雄さんは「小山のおうち」に来て一年にもなるのに、「自分以外はみんな認知症ではない」と思っているようだ。たしかに「小山のおうち」では、どんな場面でも物忘れを気にせずにいられるから利用者は生き生きしている。実際にここを訪れた方の多くは「認知症が軽い人たちが集まっているんですね」と言うそうだから、まだ〝新人〟の和雄さんにはそう見えたのかもしれない。

和雄さんを取り囲んでいた人たちは、それを聞くとさらに輪を狭めた。

「私も物忘れあるよ」

「私はさいさいよぉ〜」

「忘れることばっかりだよ」

「メモしても、そのメモも忘れるからね」

それぞれがそれぞれの思いを込めていっせいに声をあげた。

そんな声に心をゆさぶられたのか、和雄さんはうっすら目を潤ませていた。なんとか笑顔をつくると自嘲気味にこう言った。

「わしみたいな馬鹿もんは、こいつは頭がおかしいと思ってもらえばいいよ」

スタッフが「忘れたよ、と言うことも勇気がいりますよね」と口を添えると、「仕方がないですよ、この認知症は……、馬鹿だから」とつぶやく。

和雄さんは分厚い手帳を二冊、しっかりと手に抱えていた。この手帳は和雄さんにとって生きる支えである。朝の食事時間から、自宅と「小山のおうち」を送迎してくれるマイクロバスの運転手の名前、到着した時間、測定した血圧、スタッフが言ったこと、そのほかにも自分に起こった諸々のことがすべてこの手帳に書き込まれていた。それも分単位だから、手帳は細かい文字で埋め尽くされていた。

とりわけ時間に関しては異常なほど執着していて、たとえばこの日も午後三時一五分になると、ポーチから携帯を取り出して奥さんに連絡していた。もうすぐ終わるという連絡のようだ。電話を切ると、その場で連絡したことを手帳に記入していた。この手帳には、認知症になってからの自分の過去がすべて記録されている。彼には「壊れかけた脳」に替わる記憶装置なのだ。かつて公務員の管理職として辣腕をふるったという彼には、物忘れをする自分を受け入れがたいのだろう。

みんな物忘れはつらい

認知症が「なりたくない病気」の筆頭にあげられる理由は、自分の記憶が消えていく恐怖からといわれる。私たちが「今この場所に存在している」と認識できるのは記憶があるからで、その記憶が消えてしまえば、自分の居場所も一寸先の未来も曖昧になり、「自分はどうなるのだろう」と、漠然とした不安と恐怖にさいなまれるはずである。たとえば、友人と駅前でおしゃべりしていたとして、自分がいまいる場所はどこなのか、話している相手が誰なのか、なぜこの人とおしゃべりしているのか分からなくなったら、「ん？　ここはどこ？　なんで知らない人と話をしているの？」となって、不気味というより恐怖を覚えるだろう。

かといって、認知症の人は自分の心の中に渦巻く、そんな不安感をうまく言葉にできない。それでも、どうにかこうにか文字にした方たちがいる。そんな「手記」をいくつか紹介したい。

最近物忘れをするように成った
物忘れは悪い事です　なさけない事です
物忘は人にめいはくかける事はない

だけど　いやです（略）
早く死にたいです
それほど物忘れはつらいです
物忘れするのはもうどうしようもないがどうする事も出来ない（略）
物忘れする以前は思ふ事が出来た
畑仕事その他なんでも出来た
田麦ほり、あでぬリシロかき（畔塗り代かき）その他
何かしたくてもやる気があっても何をして良いかわからない（略）
何もする事がないから死んでも良いと思ふ
する事が有ればまだ〳〵長いきも良い（元治）

当時八一歳の元治さんが書いた手記だが、家族の前では「物忘れはつらい」とは一言も言わなかったそうだ。陽気で酒が好きで、朝から飲むような人だった。内心では物忘れがつらいと思っても、家族にそんな顔を見せたくなかったのだろう。認知症に

なって何も分からなくなったのではない。些細なことだが、家族へそんな気遣いをするやさしさは変わらなかったようだ。

うたうことがすきです
わすれることがこまります
こころえくることはうれしいことです（多美）

この手記を書いた八四歳の多美さんは、私が「小山のおうち」に行くと、いつも私のそばに来て話しかけてくれるおばあちゃんだった。ある日、多美さんと二人でお茶を飲んでいると、いきなり真面目な顔でこんなことを言った。

「物忘れしやすくなったと思ったが、（認知症と言われたときは）ショックでした。あぁ～！　わけもなく、死のうかなって……泣いちょったわ」

思いもしないつぶやきに返す言葉がなかった。多美さんはそれだけ言うと、なんだか夢から醒めたみたいに、またいつもの笑顔に戻った。言葉にしなくても、みんな言い知れぬつらさをかかえているのだろう。
こうしたつらさを抱えているのは、一人だけではない。次にあげる手記を書いた佐知子さんもそうだ。

ものわすれで困っています
ものわすれがおおすぎてこまっています
わすれることばかりで困っております
又わすれたか？　といわれて
何をいってるかといいかえす
娘だから言いあいをしても楽です。
家にいても友達も少なくなって……
することがなくなり退屈です（佐知子）

佐知子さんは忘れたつもりがないのに、たびたび家族から「また忘れたの！」「なんで忘れるの」と言われて立つ瀬がなかった。自立した生活ができなくなっただけでも自尊心が揺らいでいるのに、「おまえはバカだ」と言わんばかりの言葉は、佐知子さんの尊厳まで壊しかねなかった。幸いにも、佐知子さんの娘さんは鷹揚で明るい性格だったせいか、それほど深刻にはならなかったという。

認知症の人の不安

これらの手記を読む限り、認知症がかなり進んだ人でも、自分の物忘れが尋常でないことを自覚していることや、認知症が進行していくことが不安でつらい思いをしていること、あるいは、周囲の人が認知症になった自分にどんな感情を持って接しているかを理解していることなどがよくわかる。認知症の人は決して「恍惚の人」ではなかったのである。

ただ、記憶障害がすすむと自立した生活ができなくなり、何をするにも家族の助けが必要になる。それを当然のことと開き直れる認知症の人はまずいない。

むしろ「認知症になったら自分がボケていくと分かりますから、本人はとても不安です」と院長の高橋さんは言う。

「とはいえ、たとえば認知症になった妻に、夫がいつまでも『不安だろうね』とやさしく声をかけてくれるとは限りません。最初はやさしくても、しばらくすると、『どうせ言っても意味もわからんから』と声をかけなくなり、やがて『しっかりしろ』と認知症の人の不安を助長するようなことを言うようになります。その結果、本人は『忘れていくことがとてもつらい』と絶望的な不安を述べるようになります」

不安で落ち着かないのに、これまで普通にできていたことができなくなったことを指摘されると、本人の不安はさらに募っていく。認知症のお父さんがなにかトンチンカンなことを言ったとして、「しっかりしてよ、それ違うでしょ」と家族に言われても、本人は何が違うのか分からないから、どう対応していいか分からない。そんな漠然とした不安を書き綴った手記がある。

自分がどこまでわかるのか、わからないのかがわからない。そこまででいいのかどこまでがいいのかがわからない。わすれることも多いです。

他の人のかんかくがわからないこともおおいのです。
ほんとうに自身がしなければいけないことはほんのわずかだとおもいます。でも、
それもほんとうはよくわかりません。
いえでは兄におこられることもあります
小山ではあまりいいとかいやだとか、いしきしたことはありません……ここでは普
通にいられます。これからどうしようとかかんがえることはないようにおもいます。
ふつうにいきていきたいとおもいます（和美）

高橋さんは、和美さんの手記を見ながらこんなことを言った。
「我々が今ここに存在していることを疑問に思わないのは、記憶がつながっているか
らです。もしも記憶が途切れたり消えたりすれば、『なんで私はここにいるの？』と
なります。『私は何者？』『何をすべきなの？』と自分に問いながら、何をどうしたら
いいのか分かりません。和美さんだけではなく、認知症の人の多くは同じことを言わ
れますね。記憶が曖昧になると自分自身もわからなくなってくるんです」

一時的に「健忘症」になった人の話を聞いたことがある。記憶が消えるのは、自分の存在が消えたように怖いと言ったが、認知症の人も同じかもしれない。

物忘れに付いて（略）最近人から言はれて、我乍《なが》らさうかなと気を使っています。しかしこれは自然の成り行きでどう仕様もない事で何か好い方法や良い薬がないものかと考へています。物忘れはいやだけどどうしようもないなりゆきで仕方がないと割切ってゆくことしか方法がないと思って居ますがそれではこの先が心配で、毎日不安な思いでした。（克治）

物忘れは自然の成り行きと割り切ろうとしたが、やっぱり不安は消えてくれない。そんな思いを綴ったのだろうか。認知症になるとみんな不安なのだ。

「不安だからこそ、周囲がその不安を刺激するようなことをすると、『俺だって好きで忘れてんじゃない』と反発するのです。そういう人たちの声を聞くと、『忘れていくことがとてもつらい』と絶望的な不安を述べます」と高橋さん。

忘れていく自分を叱咤する

その一方で、不安という底なし沼に沈んでいこうとする自分を、叱咤激励することで生きようとする認知症の人もいる。

いつの頃からか物わすれする様になった。

いつの頃と聞かれるとハッキリしない。しかし物忘れが始まって自分の状態がぼんやりと漠然とする様になった。例えば手紙をかく場合は目的がはっきりしているからスラスラと書ける。然し人から突然聞かれたりして指示されると、まとまりがつきかねる。自分が追われている様な気がする。しかし時間があれば次々と浮(か)んでくる。時間が与えられず、今々と急か(さ)れると困る。そんな時駄目になった自分を感ずる。やっぱり駄目になってしまったナアと泣くことはないが悲しくなる。そんなときに過去の自分を思い出して自信をとり戻したりする。

「健よ、しっかりせよ。今迄やって来たんだな《じゃ》ないか‼」と。

人には云わぬが自分を叱る。叱ることで自分を応援し勇気づける。将来のこと迄は思わないで、只、その時点を踏んばる。（略）限界はあるけれども留（ま）ることなく生きていくしかない。死ぬわけにはいかぬ。当り前のことではあるけれども。（健）

学校の講師だった健さんは、家族との会話で「自分が追われている様な気がする」と訴える一方、「時間があれば次々と（言葉が）浮（か）んでくる」と書いている。

高橋さんにその意味をたずねた。

「認知症になると、言葉がすぐに出てこないから会話がむずかしくなります。認知症になる前なら『それは違うよ』『こう思うよ』と言葉が自然に出たのに、認知症という世界に入ると言葉がすぐに浮かばないので、『え、あの言葉なんだっけ、どう言ったらいいんだろう』と焦るだけで言葉が浮かんできません。相手の話を聞くことはできても、すぐに返事ができないから会話にならない。それが本人にすれば、相手に『早くしゃべれ』と急かされている気分になるのです」

認知症の人との会話はむずかしいということなのか。

「そんなことはありません。ゆっくり聞けばいいんです。みなさんは最初から『どうせ認知症の人はこちらの言うことは分からんから』と思っていて、そういう会話をしたことがないんです」

そういえば、第一章で述べた敬子さんとの会話もそうだった。なんとなく敬子さんのテンポに合わせたので時間がかかってしまったが、あれでよかったのだ。

言葉が出にくくなったら、通常は「情けない」と落ち込むのだが、先ほど手記を紹介した健さんは、「小山のおうち」に来て、かつて自分が困難を乗り越えた経験を思い出したらしく、「しっかりしろよ」と自分を励ましているのである。

認知症になった不安と、過去の記憶が消えていくつらさで異常な行動をとったとき、周囲は「困ったもんだ」と非難するのではなく、「歳をとれば誰だって忘れるもんだよ」とさりげなく受け止めてくれたら、認知症になってもそれほど絶望することはない。

たとえば、こんな手記を書いた人がいる。

仕事にお客様の注文が出たとき、名前と顔が一致しなくて困ります。納品の日付が分からなくなる時が有ります。近所の人からも物忘れがひどいと笑われます。近所の人は物忘れをしないのかな？同じ年代の人が何人も居るのに私だけなのかとかなしい思いをします。でもパパは私のことをホロしてくれるので助かって居ます。年を気にしなくても気楽に過ごさせてくれるので助かります（紀子）

紀子さんは気が強かったのだろう、認知症になってから、夫に対して暴力をふるうようになったために「小山のおうち」に来るようになった。忘れたことを互いに認め合い、誰もが主役になれる「小山のおうち」の環境が彼女を穏やかにさせたのだろう。そのうえ、夫は暴力を受けても、何かと紀子さんを「ホロ（フォロー）」したようで、「小山のおうち」に来てからの紀子さんは、「周辺症状」といわれるような行動障害はなくなり、穏やかに過ごされたそうだ。夫は暴力をふるわれながら、「誰でも忘れるんだから気にしなくてもいいよ」とか「君が忘れても僕が覚えているから」とか言いながらサポートしたのだろうか。もしそうであるなら、頭が下がる。

なぜ「叱られる」のか

手記にあらわれる文字でもっとも多いのが「不安」だが、「叱られる」や「さびしい」(もしくは「独りぼっち」)も少なくない。実際に認知症の人が口にすることも多く、その言葉の背景を、高橋院長の解説を中心に、私の取材経験を加えながら、さまざまなケースで推理してみた。

冒頭で説明したように、認知症になると、新しいことが覚えられなくなる記憶障害を中心に、日時や場所、目の前にいる人物などが分からなくなって社会生活や日常生活に支障をきたす見当識障害等があらわれる。これらは脳の障害が直接的に引き起こすということで「中核症状」といわれるが、これに対して「徘徊」や「暴言・暴行」「妄想」「不潔行為(排泄《はいせつ》の失敗等)」などの症状は「周辺症状」と呼ばれている。

記憶障害がすすむと、言葉がすぐに出なくなるので通常の会話がむずかしくなる。

「お昼に何食べたい？」と聞かれ、「うどん」とか「焼き魚」といった単語がすぐに出てこなければ沈黙が続く。すると、「あ、そう。何でもいいのね」と、会話はそこで途切れる。その程度ならまだいいが、声をかけられて返事ができなければ、相手は無視されたと思うので人間関係が壊れかねない。やがて、それまで当たり前にできていたことができなくなると、近所付き合いなども含めて人間関係は消えていく。これと同じことが家族の間でも起こっているのである。

たとえば、お父さんが認知症になったとする。認知症は「何もわからなくなる怖い病気」だと思われているから、家族は呆けてほしくない一心で、つい「しっかりしてよ、父さん」などと叱咤する。もちろんこういうときの家族に笑顔はない。言われた本人は、「俺は好きで忘れたわけじゃない！」と心の中で反発しても、自分の気持ちをうまく言葉で説明できず、叱られた子供のような気分になるのかもしれない。

「しっかりしてよ！」とか「さっきも言ったでしょ！」という言葉には、ニュアンスの違いはあっても、どこか親が子供を叱っているような印象がある。もっとも「叱る」といっても、家族にすればガミガミ叱っているわけではなく、むしろ励ましていると思っていることも少なくない。

それなのに、なぜか認知症の人の多くは「叱られる」と表現するのである。親に抵抗できない子供が、母親に叱られている感覚に似ているのだろうか。そう考えると、「叱られる」は、私たちが理解している意味と変わらないのかもしれない。

たとえば、あなたがトイレに行こうとして、おしっこを漏らしたとする。それを見た家族に「しっかりしてよ！」と怖い顔で言われたらどうだろう。やっぱり叱られたと受け止めてしまうのではないだろうか。

そうだとしても、重度認知症の人の多くは、数分もすれば忘れるのだから、家族が叱るようなことを言ったところですぐ忘れるはずで、それを理由に家の外へ飛び出すのはおかしいのではないだろうか。

でも、こういうことなのだと、医師の小澤氏は著書で指摘している。

〈一つ一つのエピソードは記憶に残っていないらしいのに、そのエピソードにまつわる感情は蓄積されていくように思える。叱責され続けると、そのこと自体は忘れているようでも、自分がどのような立場にあるのか、どのように周囲に扱われているのか、

という漠然とした感覚は確実に彼らのものになる〉※4
認知症の人が〈何をしたか憶えていないけれど、楽しかった〉と言うのもそうだ※5。認知症になって脳の中の「海馬」が傷つけば「新しい記憶」や判断力は失われていくが、原因となる疾患が、海馬の隣にあって感情の中枢といわれる「扁桃体」にまで及ばないので、感情はそのまま残るのだそうだ。それだけではない。〈海馬の活動が弱まることで、扁桃体の活動が高まって、感情的に敏感になるとか、警戒心が強くなる〉と、脳科学者の恩蔵さんが書いているように※6、むしろ感情は認知症でない人よりも繊細になっているのかもしれない。
高橋さんによれば、「しっかりしてよ」などと毎日のように指摘されると、家族は叱っているつもりでなくても、本人は「理由もなく、なんで叱るんだ」と怒りに変わっていき、やがて「悪いこともしていないのに叱るのは、私は必要とされていない人間だからだ」と、自分を否定するように受け止める人もいるという。そうなると、家族の中にいながら、本人は心身ともに孤立するようになって「さびしい」となるのかもしれない。「何を言っても無視されて叱られるばかり。家族なのに昔のように話しかけてくれない。さびしい」と――。

かつて認知症の人からこう言われたことがある。

「家族は私のことなんてなんとも思っていないないですよ」

家族から無視されて、自分は独りぼっちだと言いたかったのだろう。私は思わず「さびしいですね」と声をかけたが、うつろな目でどこか遠くの方を見つめていた。

家族の無視

認知症になった人は、どこかでこうしたつらさを抱えているのかもしれない。そんな気持ちを、認知症の人の「手記」から読み解いてみる。

この手記を書いた富美さんは、「小山のおうち」では明るくて元気に振る舞っていた一方で、時折、暗い表情を見せることもあった。

長生きして物忘れが上手になり　それが私のなやみです。思い出した時はすでにおそい。どうしてこんなんかなと　さびしい気がする。

家の者は「何をしゃべっているか」ぐらいなものでせうね。家族からかるく見られているのかなあと思ふから　置いてかれるような気がして　何んかさびしくなるようです。家でわ度々のことなさけないこともあるけど　気持ち切り替えて　私がばかになっていれば何んにも言ふことなしとして日日すごしています。（富美）

「家族からかるく見られている」という表現から、富美さんが何か言おうとしても、家族がまともに受け取ってくれない雰囲気が伝わってきて、無視されている状況が浮かんでくる。「私の話など聞く気もないでしょうね」と思うから、富美さんもしゃべらないのだが、やっぱり寂しいのである。

高橋院長は、富美さんが「さびしい気がする」と書いた時点で、すでに家族との会話はなくなっていたはずだという。結局、富美さんは家族の要請でグループホーム（少人数で共同生活を送る施設）に入られたそうだ。

次に紹介する手記を書いた紀代さんは、私も何度か話をしたことがある女性だ。おとなしくて穏やかな方だったが、家族に対してはまた別だったのかもしれない。スタッフが朝、自宅に迎えに行くと表情が硬いのに、自宅が見えなくなった途端に笑顔になる方がいるが、紀代さんがそうだった。

物忘が酷くなり思い出す事が出来なくなりとても息苦しく感じる事がこの所多くあります。子供には叱られて、年金も取上げられ、友達と逢う事も出来ずとてもつらい日々を過している所です。

家の中では話をする人がいなくてとても苦しい日日です。

でも小山の家《おうち》は楽しく、ほんとうに良い所です。今まで介護の仕事をして来たので　少しでも小山の家で役に立ちたいと思っています。（紀代）

紀代さんはこう書いているが、年金は取り上げられたのではなく、物忘れが激しいために家族が心配して保管しただけなのだ。しかし、普段から子供たちに「お母さん、しっかりしてよ」と言われているものだからそれに反発したのだろう、家族に取り上げられたと思い込んだのだ。

「しっかりしろだって？　しっかりして記憶が元に戻るなら、あたしだってすぐやるよ」

なんて声が聞こえてきそうである。

追い詰められた紀代さんは、一歩間違えば、「あんたが盗ったんだろう」と、人が変わったように家族を責めかねなかったが、その前に「小山のおうち」に来たことで、それまでの鬱屈した気分が次第に和らいでいった。物忘れを責められることがなくなったからだろう。その後、子供たちもそのことに気づき、母親への対応を修正していったから、すっかり穏やかになったという。

一見、家族とうまくいっているようでも、当事者の思いは違っていたというケースもある。雅江さんがそうだった。

さいきん、少し前から、物の忘れが多くなってきたようだ。わすれた時は自分でも、なさけなくなり、なんとなく、自分じしんで、もういきて行く事について、くやしく思い、早く（死んだ）お父さんの所にいきたい気持ちが多くなっていることもある。

でも子供達の事を考えると、もっともっとがんばって、いきていかないといけないと思う。自分の気持ちをわかってくれる人がいると心つよいとおもう。とくに家ぞくにわかってほしい。

むすこは、私が忘れる事にた(い)しておこるが、なぜそんなに、おこらないといけないのか、私にわ、わかりません。むすこも年をとるとどうせ忘れるのに、なぜそ(んな)にいわれないといけないのかわかりません。もうすこし、やさしくしてくれるといいと思います。(雅江)

雅江さんは家族との関係をこう書いたが、外から見るかぎり、家族との折り合いが悪いようには誰も感じなかったという。ただ、家族関係というのはブラックボックスの中だから第三者には見えにくい。では叱られていたのだろうか。高橋さんにも「この方は家族との関係が悪いようには思えなかった」という。

雅江さんと私は奇妙な縁で、出身地が私の住んでいる地域からそれほど遠くなかったものだから、よく彼女の故郷を話題にした。ある日、「小山のおうち」の利用者が全員で市内の公園へ遊びに行ったことがある。そのとき、私は雅江さんのサポート役として付いて行った。夏の陽射しを避けて公園の東屋で話をしたのだが、生まれ故郷のことや亡くなった夫のことを語ってくれたものの、子供たちとの関係はいっさい語らなかった。「子供はやさしいですか？」と尋ねても、小さな声で「うん」と返事するだけだった。たとえ「怒られた」としても、赤の他人に自分の家族を悪く言いたくはないのは認知症の人も同じなのだ。

こんな例もある。

「物忘れ談義」のなかで、「忘れることばかりですが、お嫁さんがやさしいので、忘れて困ったときはいつも助けてもらっています」と言った女性がいた。でも実際は、家に帰れば家族から攻撃されたり無視されたりで、正反対だったそうである。では嘘を語ったのかというと、そうではない。まだ認知症ではない私たちでも、不都合なことを問われたら、「はい、そうです」と認めるよりも、まず取り繕《つくろ》うことの方が多いだろう。家族の問題ならなおさらだ。それが普通であって、認知症になってもそれは変わらないということではないだろうか。

こんな手記を書いた方もいる。豊子さんだ。

今は殆《ほとん》ど私一人です。息子と一緒ですけど、殆ど口もきゝません。唯シャベル事は私を叱りつける事だけ。さみしいだけです。息子も病気で、かわいそうな所があります。息子は私の事をきらっているので、もう仲良くは出来ません。だけど○○さんとは仲良くしています。三食、食事を作ってくれます。

九十才ですので物忘れをよくします。

小山では物忘れをする人ばかりですので、却って安心できます。私が出来る事は殆ど手助けしてあげます。かわいそうな人もいます。半ボケでも助け合って行きます。

こっちではケンカをする人もいません。

これからも元気で長生きして働いていきます。小山へ来る事は働くことです。働く事は楽しいです。まだ〳〵、いくらでも働きますよ。（豊子）

○○は嫁の名前だが、家族には家族なりの事情があったのだろう、豊子さんは息子とその嫁の三人暮らしだったが、息子は協力的ではなかったのか、嫁一人で介護していたために限界がきたのかもしれない。やがて彼女は「小山のおうち」からグループホームに移った。

「最後の通所日に送別会をしましたが、本人の口から『さみしい』という言葉が出ました」と院長の高橋さんが言う。免許証でも「自ら返納する」のと「取り上げられる」のとでは、受け止める本人の気持ちがまったく違うように、グループホームも自ら「入る」のではなく、自己決定なしに「入れられた」となれば、豊子さんの尊厳は粉々になったはずである。私は高橋さんにたずねた。

「家族が望めば納得して行かざるを得ないということですか？」

「認知症の方には選択肢がありませんからね」

「家族が選ぶんですね」

「家族がすべてです。ただ注意しなければならないのは、そう言い切ってしまうと、かつて徘徊していた男性が電車にはねられた事故を、裁判所が家族の責任にしたようなことが起こりかねません」

高橋さんが挙げた裁判とは、二〇〇七年に愛知県で、九一歳の認知症の男性が自宅から一人で外に出て電車にはねられた事故で、ＪＲ東海が家族に七二〇万円の損害賠償を請求したものだ。一審の名古屋地裁はその請求を認めたが、最高裁で敗訴した。これを機に、家族の責任に関する議論がわきおこったことを記憶している人もいるだろう。

認知症の人の行く末を決めるのに、家族の意向は絶大であることは確かだが、それを絶対視してしまうと、認知症の人が徘徊して事故を起こすのは「家族がぼんやりして監督しなかったからだ」となりかねない。

叱られても我慢

認知症の人が言葉に詰まったり言い間違えたりすると、当初は慰めたりしていた家族も、やがて注意や批判の気持ちを込めて「変なこと言わないで」「また忘れてる」などと指摘するようになる。もちろん家族に悪意があるわけではない。「何も分からなくなった人」になってほしくないからだが、認知症の人はそういうふうに受け取らない。記憶が失われていく不安に慄《おのの》いているのに、やさしい言葉をかけてくれるどころか、「なんで私を責めるんだ」と怒りを蓄積させていく。ただ怒りを感じても、やはり家族だからと、我慢していることは少なくない。次に紹介する恵美さんもそうだ。

老いては子に従えと云うことわざ通り、私は娘にしたがっています。私は娘がしかっても云いたいこともがまんしています。

だけど、私は娘にさからわず聞いています。やっぱり娘に従っています。親子喧嘩はしても、お茶口（茶菓子）を作ってくれるので嬉しいです。うちの近くのおじさんも、御茶のみに来られます。よろこんで帰られました。（恵美）

私は恵美さんに、叱られても我慢する理由を聞いてみた。

「嫁に来たとき、姑さんが二人おられまして、いっと（いっぱい）苦労しましたけん。

その苦労を娘にさせないようにしています。婿さんに気を使わせたらいけんなと思って、知らんふりしちょいますわ。言いたいことは山ほどあります。家族は一緒にご飯食べんといけんです。気まずい思いをしたらご飯もまずいし、そうだけん、黙ってこらえておかんといけん思って、黙っちょいます」

家族と一緒に暮らしていながら、言いたいことはいっぱいあるのに黙って耐えているなんて想像もつかない。私は「つらくはありませんか？」とたずねた。

すると恵美さんは躊躇《ちゅうちょ》せずにこう言った。

「こらえます」

「心配はないのですか？」

私がたずねると、恵美さんは顔をほころばせながらこう言った。

「えぇ、婿さんができた人でね……」

認知症の人も私たちと同じように、周囲を気づかっているのである。気づかっても我慢できるのは、家族の中で孤立していないからだろう。

しかし我慢できる人ばかりではない。

たびたび「叱られ」ていると、目の前にいるのが自分の妻なのに「おたく、どちらさん？」とたずねる人がいる。あるいは何十年と連れ添った夫に、「私には夫がありますので出て行ってください」と言った人もいる。「夫の顔も分からなくなったのか」と思ったら、別の時間帯では自分の夫と認識していた。認知症になると、認知機能が落ちるので顔などを区別するのがむずかしくなるのだろうか。高橋さんによれば、「感謝の言葉を示してやさしい会話を取り戻し、できるだけ『しっかりせよ』のような励ましの言葉を減らせば、そういうことは言わなくなります」という。

周辺症状はつくられる

高橋さんの患者にこんな認知症の人がいた。

母親が認知症になったので、三人の息子が交互に面倒を見ていたが、長男が不治の病で入院したため、都会にいた三男が帰ってきて母親と一緒に暮らし始めた。ここまでは美談である。ところが三男は、母親の認知症が進行して欲しくない一心で、口を開けば「しっかりしろよ」と言うものだから、母親は何かにつけて「怒られてばっかりいる」「私なんか死んだほうがいい」とつぶやくようになった。

ある日、母親と口喧嘩になった三男は、怒りにまかせて「お袋なんか施設に入ってしまえ」と吐き捨てた。すると母親はボソッと「それならわしは死ぬ」と言った。言い過ぎたと思った三男は、なんとなくその言葉が気になって、翌朝、早めに起きて母親の部屋をのぞいてみた。ところが母親はどこにもいない。慌てて探し回ると、まさに納屋で首にロープを巻いて首を吊ろうとするところだった。

急いで精神科の病院に入院させたが、翌日になると母親は自殺未遂のことなど覚えておらず、「なんで私はここにいるんですか」と言うものだから、病院側は仕方なく退院させた。その翌日、いつものようにデイサービスに行こうとするものだから、三男は、「自殺未遂したのにデイサービスに行くのかよ。それどころじゃないだろ」と高橋さんのクリニックを訪ねたのである。診察室で三男とこんな会話があったという。

「お母さんにボケてほしくないでしょう?」と高橋さんが三男にたずねた。

「もちろんボケてなんかほしくないです」と三男。

「それなら聞きますが、お母さんが困ったことをしたら、いろいろ言う方ですか?」

「そりゃ、言いたくなります」

「たとえばどんなことですか？」

母親が日常生活で失敗ばかりするので注意したと説明すると、高橋さんは言った。

「それはやかましいわねぇ。そんな風に言ったらお母さん、出て行きますよ」

「はあ、たまに出て行くんです」

「そんなに責めたら、死にたいと言いませんか」

「それが……、なんでか分からんけども死んだ方がいいと言うんだ」

「それじゃ、お母さんは自分をいらん人間だと思いますよ」

最後に高橋さんは、母親の言い間違いを正さず、「しっかりしろよ」などと叱咤する言葉を少なくし、さりげなく昔話をして感謝を示しなさい、と言った。

三男はそれを実直に守ったようで、二週間後には母親に笑顔が戻り、「死ぬ」とは言わなくなったという。

認知症になって家族の中で孤立し、さらに怖い顔で叱られたら、沈黙や逃避でつらい状況に目を塞《ふさ》ごうとする人がいる。一方で、我慢の限界を超えると〝攻撃〟に対して〝攻撃〟で返す人もいる。これが次章で紹介するような「暴言・暴力」や「物盗られ妄想」(貴重品などを置き忘れて、周囲の人に盗まれたと思いこむこと)といった家族を悩ます「周辺症状」になっていくのである。

参考文献

1 有吉佐和子『恍惚の人』新潮文庫、1982
2 トム・キットウッド『認知症のパーソンセンタードケア』高橋誠一訳、クリエイツかもがわ、2017
3 小澤勲『認知症とは何か』岩波新書、2005
4 小澤勲『痴呆を生きるということ』岩波新書、2003
5 矢吹知之・丹野智文・石原哲郎編著／藤田和子・大塚智丈・鬼頭史樹・猿渡進平・前田隆行・六車由実著『認知症とともにあたりまえに生きていく』中央法規出版、2021
6 恩蔵絢子・永島徹『なぜ、認知症の人は家に帰りたがるのか』中央法規出版、2022

第三章　周辺症状は〝病気〟の症状ではない

「周辺症状」と「BPSD」

「目を離したすきに家を飛び出すので、そのたびに探し回っています」
「いきなり大声で怒鳴られ、やめてと言ったら殴られた！」
「トイレでない場所で排泄するので困っています」

これまでも述べたように、認知症の人は「不安」がいっぱいで、「独りぼっち」「さびしい」と寄る辺ない孤独感を募らせているが、一方で介護する家族側のこんな切実な悩みを聞くと、認知症の人の介護はつくづく大変なのだと思う。

介護保険法第五条の二によれば、認知症とは「日常生活に支障が生じる程度にまで認知機能が低下した状態」なのだそうだ。「日常生活に支障が生じる」とは、一人で自立生活ができないことだから、認知症は特別な病気ではなく、ひと言でいえば「暮らしの障害」ということだろう※1。

物事を判断したり理解したりする認知機能が低下すれば、日常生活を続けるのに支障が生じてくる。すると助けが必要になるので家族の出番となる。さらに認知機能が低下していけば、「失禁」や「排便の失敗」「入浴拒否」などがあらわれて生活はますます困難になっていき、やがて「徘徊《はいかい》」や「暴言・暴行」「興奮」「妄想」といった、介護する家族を悩ませる症状もあらわれるようになる。

先にも述べたように、認知症の症状には脳の障害によって認知機能が低下して、日常生活に支障がでてくる中核症状がある。物忘れをはじめ、自分のいる場所や時間が分からない、会話ができない、料理ができないといった生活障害である。

これに対して、徘徊や暴言・暴行、物盗られ妄想など、二次的に引き起こされる周辺症状がある。家族が「認知症の介護はつらい」という場合はたいていこの周辺症状である。裏を返せば、周辺症状さえ解決できれば、家族の介護はかなり楽になるはずである。

意外なのは、周辺症状も記憶障害と同じで、脳の一部に異常が起こってあらわれる症状だから「治せない」と思っている人が少なくないことだ。前出の山口群馬大学名誉教授は、「認知症ケア研究誌」に掲載した論文でこう書いている。

〈氷山にたとえると、BPSDは水面の上に出ている（顕在化した）部分で、大部分

〈氷山では90％〉が水面下に隠れています〉※2

水面に隠れている大部分とは、たとえば認知症の人が記憶障害などで不安や心配事が高じているときに、周囲から「こんなこともできないの？」などと言われてイライラを募らせたりすると、これがＢＰＳＤ＊を引き起こす誘因になる。つまり、記憶障害などの中核症状（一次）が引き金になって、周辺の人が間違った対応（二次）をしたことが要因となって引き起こされるという意味だ。これは二次的に起こるものだから解決は不可能ではないといわれている。

一般的に周辺症状は、中核障害が原因となって、二次的に起こる行動障害として理解されているが、最近は「周辺症状」という言葉のかわりに、国際的にも通用する「ＢＰＳＤ」が使われるようになった。

ＢＰＳＤを日本語にすれば「認知症の行動・心理症状」で、国際老年精神医学会は「認知症患者にしばしば生じる、知覚認識または思考内容または気分または行動の障害による症状」と定義している。つまり、私たちが周辺症状と呼んでいる「徘徊」や「暴言・暴行」などの行動は、ＢＰＳＤの一部ということである。ＢＰＳＤが国際標

＊Behavioral and Psychological Symptoms of Dementiaの略

準の用語として定義されてから、近年は「周辺症状」という言葉はほぼ死語に近くなり、専門職からあまり聞かれなくなった。本書では、BPSDとの違いを承知のうえで、二次的に起こる症状である「周辺症状」を使っている。理由はいくつかあるが、介護する家族を悩ますのは周辺症状だからである。

周辺症状を読み解くカギ

周辺症状のなかでも、とかく家族を悩ませるのが「徘徊」だろう。黙って外に出かけるのはいいが、自分のいる場所や帰る道順が分からなくなり、とんでもないところまで行って大騒ぎになるのがよくあるパターンだ。

今から三〇年ほど前、徘徊は文字通り「頭がおかしくなって、あてもなく歩き回っている」と思われていたころのことだ。「エスポアール出雲クリニック」を開業したばかりの高橋院長は、徘徊にも理由があるのだと気づいた。まだ認知症が「痴呆」といわれていた時代である。

高橋さんのクリニックへ通う人のなかに、置き手紙を残して家を出ていく婦佐さんという認知症の女性がいた。婦佐さんは黙って毎日のように家を出るので、家族はほとほと困り果てていた。それでもおばあちゃん思いの家族だったから、おばあちゃんが認知症になると嫁がそれまで勤めていた仕事をやめ、替わりに家事をするようになったほどだ。そんな敬老精神の豊かな家族に囲まれながら、なぜ家を出ていくのか、当時の高橋さんは見当がつかなかった。デイケア施設の「小山のおうち」ができたので、そこへ通ってもらうことにし、落ち着いたころを見計らって「手記」をお願いすると、こんな文章を書いてくれたのである。

物忘れがひどく、自分ながら、これからどうなるかと心配でたまらない様な毎日が続いていました。物忘れがあっても庭に草があれば、少なくてもきれいに草とりに熱中すれば気がまぎれました。（略）

物の忘れがきにかかり、夜はおそくなるまで眠れませんでした。私はもうこれで何も出来なくなるのかと悲しく、夜になると涙が流れて困ってしまいました。その内、物忘れが少しづつ良くなりましたので、少しづつですけど、先にあかりが見える様に成ったと思い少しづつですけど、よく成ると思われるようになりました。「小山のおうち」に来る様になって、大分良くなって居る人を見ると自分もよくなるのだと思ふ様に成りました。そう思ふと気分も良く成りました。（婦佐）

この手記を書いたとき、婦佐さんは八一歳。当時は毎日のように徘徊していたと高橋さんは言う。

「婦佐さんの家には息子夫婦と孫がいて、ほんとうに母親思いのあたたかい家庭でした。そんな家にいながら『小山のおうち』から帰る時間になると、『私は独りぼっちだから』とおっしゃる。理由をたずねても分かりません。家に帰れば『帰らせていただきます』と置き手紙を残して出ていくのです。これも分かりませんでした」

やがて婦佐さんはぽつりぽつりと、高橋院長に思いを語り始めた。

「認知症になった婦佐さんは何度も同じことを言うので、家族から『おばあちゃん、さっきも言ったでしょ』と言われました。同じことを何十回と言われたら、温厚な家族でも笑顔で応えることはありません。これまで優しい顔の家族が険しい表情になっていたら、認知症の人は『この怖い顔をした人は、いったい誰？』と、思ってしまいます。そのうち家族の会話に入れなくなってカヤの外になると、婦佐さんの顔がだんだんキツくなり、置き手紙を残して出て行くようになったんです」

はて、怖い顔になったからといって、一緒に暮らしている家族の顔が分からなくなるものだろうか。当時は合点がいかなかったのだが、同じ時期に認知症の夫を介護していた女性がこんなことを語ってくれたのだ。ご主人がどうしても風呂に入ってくれないので、「入ってくれないなら食事も作りませんよ！」と強引に説得したところ、しばらくしてご主人が、娘の耳元でこんなことを言ったという。

「あのおかしな女は誰だ。追い出してくれ」

アルツハイマー病が進行すると、家族や親しい人の顔が分からなくなることがあると脳科学者の恩蔵さんも書いている※3。顔は見えているが、それが誰なのか分からないのである。脳の萎縮が海馬から大脳皮質まで及ぶことが原因で起こるそうだが、家族にはショックだろう。

認知症の人はどこへ「帰る」のか？

自分の家にいながら、認知症の人はなぜ「帰る」と言うのだろうか。「帰る」という言葉の意味を、私たちと同じように使っていると高橋さんは言う。

「置き手紙を残して家を出た婦佐さんだけでなく、認知症の人は、我が家にいながらよく『帰る』と言います。童謡でも演歌でも、『帰る』というのは、やさしい家族がいて心が癒されるところへ戻るといった意味で使います。それと同じではないでしょうか。おそらく認知症の人が『帰る』と口にした時点で、我が家は安住できない環境になっていたと思われます。だから、癒される場所を求めて逃げ出すのでしょう」

婦佐さんが「帰る」ようになったのは、大好きな炊事を取り上げられてからだ。

「料理をしても失敗するので、家族が炊事をさせなくした時点で、婦佐さんは母としての役割を失ったんですね。温厚な婦佐さんの顔がだんだんキツくなって、置き手紙を残して出て行くようになりました。認知症の人は自己主張が苦手ですが、『帰る』という言葉で必死に自己主張しているように思えます」

むろん家族に悪意があったわけではない。認知症になった義母に負担をかけまいと、嫁が仕事を辞めて家事を替わったのも考えた末の選択だったのだろう。だけど、それは婦佐さんには伝わらなかった。嫁に主導権をとられたという悔しさもあったのか、我が家という居場所を失った婦佐さんは、ここは私のいる場所ではないと思い、「帰らせていただきます」と手紙を置いて出て行ったのかもしれない。

ところが、この婦佐さん、突然「徘徊」をしなくなった。

ある日、「小山のおうち」のスタッフがケア・プログラムの中で「今日は源平合戦の日です」と言ったのを聞くと、いきなり「那須与一」を歌い出した。昔の文部省唱歌だから若いスタッフはもちろん知らない。家族も知らなかったから、家に帰ると孫たちにせがまれて歌ってみた。家族は拍手喝采して喜んだ。そんなことがきっかけで家族との会話が増えていくと、婦佐さんは「帰る」と言わなくなった。

ただ、実際には婦佐さんのように「帰ります」と主張せずに、黙って出て行く人のほうが圧倒的に多いという。なかには家族との関係が良好で、居心地が悪くないのに出て行く人もいる。次に紹介する『老王の家』の父親もそうだ。

安心できる世界へ「帰る」

『老王の家』はアルツハイマー病をテーマにした自伝的作品で、著者はアルノ・ガイガーというオーストリアの作家である※4。父が認知症になったため、都会に出ていた著者は実家に戻って父と一緒に暮らすことになるのだが、ある日、台所でこんな会話を交わす。


「少しテレビを見ようか」と私は尋ねる。

「それでどうなる？」

「そうだね、気晴らしになるかも」

「それより家《うち》に帰りたい」

「ここはパパの家《うち》だよ」

「ここはいったいどこだ？」

私は通りの名と家の番地を言う。

「そうか、だがここには長くいたことがない」

「パパはこの家を五〇年代の終わりに建てて、それからずっとここに住んでいるんだよ」

父は顔をゆがめる。この情報に満足しているようには見えない。首筋を搔いている。

「おまえの言うことを信じるが、ただし留保つきだ。さて、わしは家《うち》に帰る」

私は父を見つめる。動揺を必死に隠そうとしている父。父にとってどれほど苦しい瞬間であることか。不安でいっぱいで、額には汗が浮かんでいる。パニック状態に陥らんばかりの人間を目にするのはとても辛い。

ここで著者は、父の「帰る」という意味をこう解釈している。

家《うち》にいても家にいる感じがしない。患者を苦しめるこの感覚は認知症に共通する特徴のひとつである。これを私なりに解釈すれば、認知症を病んでいる人間は、内奥の崩壊のために安心感を失っていて、だからこそふたたび安心感を得られる場所に憧れ続けるのだ、と思われる。ところが、焦燥の感覚はどんなに慣れ親しんだ場でも消えることがないので、居場所として安心できるはずの自分のベッドでさえ居場所ではなくなってしまうことがある。

父の帰る先は生家ではないはずだ。近時の記憶が消えているから、別居していた中年の男を息子とは思っていないかもしれない。漠然とした不安を抱く父は、こんな男と一緒にいるより、早く安心できる居場所に帰りたいと訴えているのだろうか。

私事だが、仕事で走り回っている頃は「居場所」なんて聞いても、「なに、それ？」という感じで聞き流していたのに、歳を重ねると妙に安心できる場所が欲しいと思うようになった。不安がそうさせるのだろうか。そんなことを考えると、常に不安の波にさらされている認知症の人には、安心できる居場所は何よりも必要なものだろう。穏やかで落ち着ける居場所なら、記憶が曖昧になってきても安心できる。居場所は、認知症の人には「砦」のようなものかもしれない。

この父が言う「帰る」は、婦佐さんの「帰る」とはまた違う。本を読むかぎり、親子の葛藤があったような場面はない。父が帰ろうとしているのは、家族と楽しい日々を過ごした過去の家のように、迫り来る不安から解放される場所なのかもしれない。現実にはそんな居場所はないのだけれども……。

ここでなぜ『老王の家』の一節を引用したかというと、認知症の人の「帰る」という言葉には、今いる場所が〝戦場〟のようだから逃げ出したいという意味もあれば、家族関係が良好なのに、底が抜けたような不安や恐怖から逃げ出したい、漠然と居場所を探して外に出るなど、同じ「帰る」にしても、それを口にする人の心はさまざまだということだ。認知症の人が、自ら「帰る」の意味を説かない以上、私たちはそれを推理して、理解するしかないのである。

徘徊は「心のささえ!!」

認知症の人が外に出て帰れなくなったことは事実でも、その理由は千差万別だと述べたが、では婦佐さんのように家族との行き違いが原因で「帰ります」と出て行くケース以外に、どんな「徘徊」があるのだろうか。いくつか紹介したい。その一人が

「小山のおうち」にいた好子さんである。

当時七三歳だった好子さんはこんな手記を書いている。

女学校を卒業してから仕事ばかりの虫に成って働いて来て、仕事をやめてホッと肩の力を抜いた頃から少しずつ物忘れを、しはじめました。始めの頃は家族にも気づかれずに済みました。私自身は出来るだけ、自分の「ミス」をホローする様に努力していました。でも息子に気付かれて、しかられ私もつい大きな声を出して口ゲンカに成ってしまい情けなくつい涙を出してしまいました。好きで忘れたりウロ〳〵しているわけじゃないことを知ってほしかったけど、息子はだまってしまいました。それからは私と話すことも余りないですけど多分心配はしていると思います。（好子）

好子さんは海外で紡績関係の仕事をしたこともあって、会話の中によく英語の単語が飛び出す。「ミスをホロー（フォロー）」するというのは、自分の物忘れを隠すように努力をしたということだが、当然ながら身近にいる息子に気づかれてしまった。

「お袋、ボケとうじゃないか?」

「わしはボケとらんが」

「何言っとうだ、忘れとうじゃないか」

などといった応酬があると、負けん気の強い彼女は大声で食ってかかった。そんなことがあると、「お袋はどう思う?」といったように、家族が好子さんに声をかけることがなくなっていった。「言っても分からんよね」と思われ、家族の会話からカヤの外に置かれるのである。

ただ、息子夫婦と同居しているわけではなく、別棟での一人暮らしだから「叱られ」続けたわけではない。でも、ふと寄る辺ない不安を感じ、ふらっと外に出てみた。最初は家に戻れたが、そのうち帰れなくなって大騒ぎになったのである。

認知症の人が帰れなくなる理由はさまざまだが、いつもの道とは別の道に入ったら、自分がどこにいるのか分からなくなって帰れなくなったというのが多い。好奇心の強い人はつい「プチ探検」をしたくなるそうで、これが重なれば「徘徊」である。

一般的に徘徊した方に「どうして徘徊するのですか？」なんて聞くことはない。ところが「小山のおうち」では、何度も連れ戻されながら徘徊をやめない好子さんに、連れ戻された直後に胸の裡《うち》を手記にしてもらった。するとこんな詩的なことを綴ったのだ。ちなみに、この手記に自らつけたタイトルは「私の心のささえ‼」である。

心のストレスを少しでもやわらぐ様にする為に外のさんぽを少しずつしてます‼家の中ばかりいれば、心が暗く成って来るので、気分点かん（転換）する為に常に外の散歩してます‼ そうすれば、外の草木の流れもわかるし‼ 共に外の風の流れと草木の話が聞こえて来ますので、一人ボッチでも楽しい一時《ひととき》も心豊かに過すのも楽しく出来ます。心豊かに成りますので日々‼ 楽しく過ごせます。（好子）

家族との会話がなくなって気分が塞いでいたので、気晴らしに外の景色を見に出かけたのである。この手記に書かれたことが嘘でないことは、パジャマのまま出たのではなく、誰に見られてもおかしくないように身支度をして出かけたことからも分かる。

おしゃれをして外に出たいという動機は、私たちと寸分も変わらないのである。

私が「小山のおうち」で、天気の良い日に「今日は何をしたいですか」とたずねると、ほぼ全員が「外に出たい」と言ったのも同じことだろう。

認知症の人は不安でも困っているわけではない

一章で紹介した敬子さんは、家族に「怒られ」て、気分転換に出雲大社まで行ってリフレッシュしたが、帰り道が分からなくなって徘徊になったというから、婦佐さんと好子さんをミックスしたような理由だ。徘徊の理由はいろいろあるようなので、婦佐さんや好子さんとは違った徘徊のケースを紹介する。

静岡県富士宮市の当時八二歳のトシ子さんである。夫と死別してから一人暮らしを続けていたが、中等度の認知症になってグループホームに入所した。それまで徘徊は頻繁にあったが、彼女にはその記憶はまったくなく、こんなことを語ってくれた。

「食べるのが好きでよく自分で料理をしましたが、焦がして家中を煙だらけにするものだから、息子たちが心配してここに連れてきてもらいました。私は買い物を兼ねて歩くのが大好きで、歩いてジャスコ（イオン）によく行きました。ジャスコに行けば何でもあります。毎日のように行ってました。遅い時間に帰ると近所の人が心配してくれましたが、遅くても帰り道に迷ったことはないです。疲れたらバスで帰ります。おかげさまでね」

実際は、帰り道で車にはねられそうになったり迷子になったりと、さまざまな事情で入所するようになったと施設長は言う。

「ジャスコは夜九時を過ぎると値段が安くなるものだから、トシ子さんはそれを狙って行くんです。そのためにいろんなことが起こりました。たとえば、帰る頃は夜も更けますからバスはなく、タクシーも拾えず、歩いて帰ろうとして道がわからなくなるのです。同じルートなら帰ってこられるのですが、たまたま通行止めになっていたり、建物が変わっていたりすると、パニックになって戻れなくなります」

施設長によれば、買い物をしたあとの帰り道で迷って徘徊したことは、なぜか覚えていないそうである。

彼女は一人暮らしだったから、たびたび徘徊したからといって、家族に「叱られる」ことも遠慮することもなかったのだろう。「困っている」と訴えたことはなかったそうだ。徘徊になるような生活を「不自由だと思うのは僕らだけで、本人は気にしてませんよ」と施設長は言った。そうかもしれない。認知症の人の行動を見て「困ったもんだ」という人は多いが、困っているのは周囲の健常者であって、認知症の人は不安があっても、困ってはいないのだろう。「叱られる」ようなことがなければ、本人には日常生活の延長のようなものだから、覚えていないのは当然かもしれない。

見慣れた風景が違って見える

何度も徘徊した人が同じグループホームにもう一人いた。「はじめに」で紹介した八〇歳の敏和さんだ。

生家のある岐阜を出奔してこの町で必死に働いたが、妻が突然がんで亡くなると認知症があらわれた。そんな敏和さんが「働きながら寮のようなところに住めたら」と、自分でここに入所したという。当初は「うつ状態で能面のように表情がなく、物盗られ妄想もあった」が、しばらくしたら落ち着いたそうだ。

敏和さんに施設を案内してもらったのだが、慣れた口調でこんなことを言う。

「僕は朝九時になると部屋と廊下を掃除します。毎日です。大変だけど、音をあげるわけにはいかない。床には塵ひとつ落ちてないでしょ？　目的がない生活だと時間が余っちゃって、何をしていいかわからないからね」

すぐそばでは車椅子の人を含めて七、八人がおしゃべりしていた。

「見てください。みんな車椅子だから、余計に僕が使われるわけ。責任は重いよ。ホーム長は足が痛いって言ってるから、僕は心配しているの。最近は膝も痛いらしく元気がない。だからね、僕はまだまだ、まいっちゃおれんのよ」

もちろん、このグループホームに住んでいるが、働いているわけではない。敏和さんが自ら掃除などの仕事を買って出ているだけなのだ。でも本人は、ここで働いていると思い込んでいた。

その敏和さんがここに入所したのは徘徊がきっかけだった。

自宅で一人暮らしをしていたころ、草餅が大好きな敏和さんは、歩いて一〇分ほどのところにできたコンビニまで、毎日のように買いに行っていた。ところがある日、いつも通る道に工事中の看板が立てられた。たったそれだけで、パニック状態になり、帰り道で迷子になってしまった。先ほどのトシ子さんと同じで、見慣れた風景が看板一つで違ったものに見えたそうである。

敏和さんは、道を間違えたと勘違いし、あわてて横道に入った。ところがどこまで歩いても見慣れた風景があらわれない。さまよう敏和さんの姿を目撃した誰かが通報してくれ、自宅から十数キロ離れた所で発見されたという。そんなことが何度かあって、敏和さんは自らここに入所することを決めたそうだ。

この二人は、私に重要なことを教えてくれたような気がする。

認知症の人が「怖い顔をしているこの人は誰？　ここは私の家ではない」と出ているケースを聞いても私は半信半疑だったが、トシ子さんや敏和さんが、風景をパターンで認識しているようだと知ってようやく納得できた。敏和さんのように看板一つで風景が違って見えるなら、眉間にしわを寄せている人物を「この恐ろしい人は誰？」と思うのは不自然ではない。別人だと思えば、「ここは自分の家なのだろうか？」「なぜ私は他人の家にいるのだろう」と疑問をいだき、その場から立ち去ろうとするのは当然だろう。

徘徊は千差万別

「夕暮れ症候群」と呼ばれる徘徊もある。

数年前のことだ。都内のある医師の紹介で老夫婦を訪ねた。応接間に通されると、当時七九歳の彩子さんは、私のために茶菓子とコーヒーを出してくれ、夫と一緒にソファーに座った。彩子さんが結婚して故郷の山梨から東京に出て来たのは東京オリンピックの前だった。夫が始めたミニスーパーで休むことなく働いたが、この四年前に認知症と診断された。それから三年ほどすると「徘徊」が始まったという。

やはり家族から「叱られる」せいなのかと思ったのだが、見るからに夫婦仲はむつまじく、ご主人も「絶対に怒らない」ことを肝に銘じているという。それだけではない。散歩が好きな彩子さんのために、毎日一緒に歩いているというから並大抵ではない。近所の人も「あれほど献身的な介護をする人はいない」と驚くほどである。

それなのになぜ「徘徊」をするようになったのだろう。

「最初は羽田空港に向かう橋の上にいたのを、トラックの運転手さんに見つけてもらいました。ここから十キロはあります。出て行く先は、なぜか多摩川を越えた川崎市側なんです。（横浜市の）鶴見の近くで見つかったときは、どこかの家に上がってご飯をごちそうになってましたよ」

ご主人は笑ったが、それを聞いて、私は思わず声をあげそうになった。

かれこれ三〇年ほど前になるが、ある取材で訪れた石垣島のある家で、これと同じ心温まる光景を目にしたからだ。当時は「痴呆」といわれていたが、陽射しの強い中を歩いていた認知症のおばあさんを、私が訪ねた家のおかみさんが黙って座敷にあげると、一緒にお茶を飲みながらおしゃべりを始めたのである。二人とも実に楽しそうで、こんな光景は都会では絶対見られないだろうと思っていたのに、同じことを東京に住む彩子さんも体験したと聞いて胸が熱くなってしまった。

私はご主人に「出かけるのはいつ頃ですか？」とたずねた。

「たいてい夕方です。家内の故郷に笛吹川《ふえふき》がありましてね。学校が終わるとこの川を渡って帰ったそうです。多摩川の向こうに行くのは、そういう感覚なんでしょう」

川面が夕陽で赤く染まる光景は、笛吹川と似ているのかもしれない。

「やはり、夕暮れどきになると……」

「そうそう、ソワソワし始めるもんだから、最近はドアを閉めちゃうか、徘徊しそうな気配があったら、すぐに気を紛らわすようにしています」

これまでいくつか徘徊の例を紹介したように、徘徊の理由にこれといった答はなく、実際はほとんどがよく分かっていない。なぜなら、認知症の人は自分で説明することができないからだ。少なくとも言えることは、徘徊の理由は人の個性と同じで千差万別だということである。

物盗られ妄想は家族への逆襲

「お前がワシの財布を盗ったんだろう？」

まだ私が子供だったころだが、近所の老人に呼び止められていきなりこう言われた。よく遊びに行く家の老人だった。もちろん濡れ衣だが、なぜそんなことを言われたのか、このときのことは今もはっきりと覚えているほど、私には衝撃だった。もしこのセリフが、一緒に暮らしている家族の口から出たらどうだろう。おまえは泥棒だと言われるのだ。ショックのあまり、家族関係がガタガタになるかもしれない。ところが、認知症の人は、自分が介護してもらっている身近な家族にこの言葉を投げることがある。これが周辺症状の「物盗られ妄想」といわれているものである。

「物盗られ妄想」の背景も、徘徊とよく似ている。

認知症の人が徘徊という行動を起こす理由の一つに、本人が「叱られる」や「怒られる」と感じるような指摘があると述べたが、こうしたプレッシャーが続くと、精神的に追いつめられていく人もいる。やがて逃げ場がなくなると、その人の性格によって取る行動は違ってくると高橋さんはいう。

「穏やかな人は逃げます。それが『帰る』と言って出て行ったり、黙って外に出たりして徘徊になるケースです。徘徊というのは、攻撃に対して戦うのではなく、問題を起こさないように逃げる人の行動です。それとは逆に、攻めたら攻め返す人もいます。性格でいえば気が強くて勝ち気な人です。こういう人は、もちろん手は出さないのですが、妄想で攻撃的になりやすく、そのひとつが物盗られ妄想です」

先にも述べたように、「物盗られ妄想」というのは、認知症の人が大切にしている物をどこかに置き忘れたのに、「お前が盗ったんだろう」と他者を責める行動だが、不幸なのは、「あんたが盗った」というときの「あんた」は、隣人や見知らぬ人ではなく、嫁や息子であったりすることだ。ターゲットにされた家族はたまったものではない。「物盗られ妄想ほど辛いものはない」と訴えた家族もいたほどである。

その仕組みを、高橋さんはこんなふうに語っている。

「認知症の人は、目の前にいる人との関係がすべてですから、一般的に家族がターゲットになります。勝ち気な認知症の人は、責められたら『なんで私を責めるんだ』と憤慨します。『理由もなく私を叱るのは、何か魂胆があるからだ』と疑念をいだけば、『犯人はあんただな、私の物を盗ったのは。だから私を責めるんだ』という心理になって、『盗ったのはあんただろう』と言い返すのです。人間の心理としてごく自然じゃないかと思いますね」

次の手記は、物盗られ妄想のあった良枝さんという女性が書いたものだ。

おばば（が）小山（のおうち）に行くようになって、お世《せ》（注・大人）になったね。この中に居るけんね。色々見たり聞いたりしておるからね。自分のわるいこともわかったわ。今頃はどなったりおほきなかお（顔）おしなくなったね。これからは少しこころにかけなければね。

お山の家に来る様になって新しい自分を見つけた。うまれかわった人生になった。家に居るころはおさえられていたが、ここに来る様になって野にはなされた様な気がする。ほがらかで心に持つことがないようだ。

ここはしかられることなく気楽にすごすことが出来ました。

これからの人生、楽しみにまって居ます。（良枝）

夫と死別してから、夫のかわりに家を守ってきた良枝さんは、七〇歳を過ぎた頃から物忘れが目立つようになった。この手記からは想像もつかないが、「小山のおうち」に来るまで、良枝さんは家族から「鬼ババァ」と呼ばれていたそうだ。気丈だが温厚だった良枝さんが、家族から「鬼」のように見られたいきさつは、高橋さんがいう「からくり」そのものだったという。

「物忘れがひどくなっていくので、お嫁さんも心配して『さっきも言ったよ』とか、よかれと思って言うわけです。最初は穏やかに聞いていましたが、勝ち気な人ですから、お嫁さんに『あんた、私の財布を盗っただろ』と言い出したんです。自分で財布のしまい場所を忘れたのに、お嫁さんを犯人にして、『私の財布を返せ！』『人の物を盗るかね、どこへやったんだ！』と攻撃しました。責めるときの顔は、『鬼ババァ』そのものだったそうです。孫が『おばあちゃん、やめてよ』と言ったら、『おまえも盗人だ』と共犯者にされたんで、小山のおうちに来るようになりました」

〈大事な物が見当たらないときに、一瞬、自分以外のだれかのせいにすることは多いのです。なぜなら、私たちは「自分にとって大事な物を自分が失くしたりするはずはない」と思い込んでいるからです〉※5

脳科学者の恩蔵さんはこう書いたが、私たちでも大事な物を失ったときに、記憶があやふやだと他人のせいにしやすい。財布をどこかに忘れてきたのかな、いや、電車の中で盗まれたのかもしれない。ん？　あのときそばにいた男が怪しい……、というわけである。認知症の人は、自分が置き忘れたことも忘れているから、他者のせいにしやすいのだろう。

良枝さんは、「盗っ人と一緒に暮らせるか！」とか、「なんで盗った」と責めるだけではおさまらず、意味不明の大声を出して騒ぎ、近所に出かけては「嫁にいじめられる」と言いふらすので、さすがに家族はたまりかねたようだ。ところが、「小山のおうち」に来てしばらくすると一変した。ここでは「叱られる」ことがなく、彼女の尊厳も守られるので〈野にはなされた様な〉気分になったようである。家族も「鬼が仏様になった」と驚くほどの変わりようだった。

家族を責めたことも少しは覚えていたのだろう。〈お世《せ》になった〉というのは、出雲弁で大人になったという意味で、やっと一人前の大人になったので、昔の〈自分のわるいこともわかった〉と殊勝に反省するようなことも綴っている。

高橋さんはよく認知症の人の家族にこんな質問をする。

「昔と同じように今も会話はありますか」

すると、たいていの家族はこう言うそうである。

「いや、会話は減りました」

「どうしてあなたから話さないのですか？」

「言っても分からんですからねぇ」

もし認知症の人がお父さんなら、「奥さんはうるさくないですか」とたずねると、たいていの人は「やかましいですわ」と言うそうだ。それを横で聞いた家族は、何も分からないと思っていたので唖然とするそうである。

会話らしい会話がないのに、たまに認知症の人が口を開けば、家族は「さっきも聞いたよ」などと否定するのだから、認知症の人のストレスが蓄積するばかりである。

実際、認知症の人のストレスホルモン（コルチゾール）は高いといわれているから、徘徊や物盗られ妄想で発散したくなるのかもしれない。

暴言と暴行とプライド

勝ち気な人が引き起こす周辺症状は「物盗られ妄想」だけではない。比較的多いのが「暴言・暴行」ではないだろうか。統計をとったわけではないが、「物盗られ妄想」は比較的女性に多いのに対し、暴力は男性に多いように思う。
こんな手記を書いた方がいる。

物忘れがあっても気にならない社会があるといいなあ
とかく物忘れがあるとはずかしい気持ちになり、適当に話をきいて分ったふりをする。でも後から話が合わなくなってしまうことがある。そんな時には、くやしいことだけど仕方がないとあきらめる。そうすると、気が楽になる。
物忘れは誰もが行く道だと思う。一度に来るものではなく、自然〳〵にやってくる。何時の間にかなっているから苦しくて、生活が出来なくなっているわけではない。人間は忘れることも、時にはよいこともある。人間は忘れるようになっている。何もかも頭の中に入れておくことはできない。こんなことは当り前のことだと思う。忘れるからこそ、覚えることができる。
物忘れをしていたら又、人に聞けばいい。皆ながしっかりしてくれと励ましてくれる。だけど、そんなに励まされてもできないことは出来ない。そんなことを理解し

てもらいたい。（康治）

この文章からは想像もできないが、これを書いた康治さんは家庭内で何度となく暴力をふるっていた。

康治さんは長年教師を続け、最後は校長で退職した。地元では人望が篤《あつ》くて多くの人に慕われていたという。退職後は〈バイクに乗って好きな写生に出かけたり、近所の子どもたちに得意な習字を教えて、悠々自適の生活をしようと楽しみに〉していたが※6、その矢先に認知症と診断された。それまで、呆けたくないと必死で予防教室にも通ったのに、自分が認知症になったことに大きな衝撃を受けた。社会的な地位が高く世間の評価も高かったから、物忘れが増えることは受け入れがたかったのだろう。それは妻も同じだったから、

「しっかりしてくださいね、お父さん！」

と、しきりに励ますようになる。やがて康治さんはそれに激昂《げきこう》して暴力を振るうようになった。さらに不安を紛らわそうと酒を飲み始めたら、アルコール依存症になっ

てしまった。病院で治療を受けたものの、退院するとすっかり生気がなくなり、あまりの変わりように驚いた家族はあわてて高橋さんを訪ねたという。

そんな康治さんが「小山のおうち」を利用するようになって自信を取り戻したらしく、穏やかになって書いたのがこの手記である。高橋院長が背景を解説してくれた。

「社会的に地位も高く評価も高い人は、認知症になっても、出来なくなったことを認めません。認知症には独特のスティグマ（負の烙印《らくいん》）があり、それに対する恐れでしょう。自分はなりたくないし、家族にもなってほしくない。校長や政治家のように地位のある人はなおさらそうです。知人から『先生はボケたの？』と聞かれて、家族は『そうです』と返せないから、つい本人に『しっかりしてくれ』と対応し、言われた本人はプライドを傷つけられるので暴力で抗議するのです」

これと似たケースが、次に紹介する手記を書いた清治さんだ。

一昨年のことである。普段こうも字の書けなくなったことに自分ながら、全くわからなくなっており、いくら思い出そうとしてもわからない。字がかけないことを考

えると決定的なショックであった。昔は、何でも書けたものである。それを思うと、つらい毎日である。（略）
小山のうちはだれも親切であり、居心地はすこぶるよい。家にいると家内をおこることとなる。何でおこるかがよく判らない。家内はよくしてくれるのにわるいと思っているが、何でそうなるかよくわからない。（清治）

実際に書かれた清治さんの手記を見ると、たくさんのミミズが絡まっているような字面で、私には読めそうもなかった。本人は正確に書いたつもりだが、書くとなぜか文字の構成が崩れてしまうらしい。アルツハイマー型認知症が進行するとよくあることで、「この程度ならまだ読めますよ」と高橋さんは笑ったが、私には細切れになった糸クズが絡まっているようにしか見えなかった。

清治さんはある地方官僚のトップを極めた人で、退職後は地元でのんびりするつもりで帰ったら、ほどなくして認知症になった。家族はそれを受け入れることができず、励ましの言葉を口癖のように繰り返した。すると清治さんは、大声で怒鳴ったり暴力で反撃したりするようになった。高橋さんによれば、プライドが高くて勝ち気な人にはよくあることだそうだ。

「誰だって認知症になりたくないから、認知機能が落ちれば、自分がこれからどうなっていくのか不安です。そんなところへ、『しっかりしてよ！』とボケ老人扱いをされたら、その人の尊厳は粉々です。とりわけ役職に就いていた人はプライドが高い人が多いから、細かな配慮が必要なのです」

ここでは数多くある周辺症状の中から、家族を悩ましている「徘徊」「物盗られ妄想」「暴言・暴行」について、認知症の人が綴った「手記」を手がかりに、それらが引き起こされる背景について検証してみた。

家族にも手に負えないといわれるその行為は、認知症に特有な症状だと思っている人は少なくないと思うが、実際は中核症状の記憶障害などをきっかけに、人間関係のズレなどから生まれたものがほとんどだ。改善するには、ちょっとした優しい言葉だけでも十分に効果的なのである。

この点だけでも、周辺症状は認知症による症状ではないことを示している。もちろん病気の症状ではないから、薬はまったく役に立たない。それよりも、周辺症状が引き起こされる仕組みを理解し、それに対処すれば自然に周辺症状は消えていく。家族の負担は、これで軽くできるはずである。

次章では、家族を悩ます周辺症状をどうやって改善もしくは軽減させたか、その具体例を紹介したい。それは、介護する家族がつらいと嘆く周辺症状が「病気」の症状ではないことをさらに理解してもらうためでもある。

参考文献

1　長谷川和夫『認知症でも心は豊かに生きている』中央法規出版、2020
2　山口晴保ほか「BPSDの定義、その症状と発症要因」「認知症ケア研究誌」2、2018
3　恩蔵絢子『脳科学者の母が、認知症になる』河出文庫、2021
4　アルノ・ガイガー『老王の家』渡辺一男訳、新日本出版社、2013
5　恩蔵絢子・永島徹『なぜ、認知症の人は家に帰りたがるのか』中央法規出版、2022

6　石橋典子『「仕舞」としての呆け』中央法規出版、２００７

第四章　家族に何ができるか

周辺症状は認知症の人のSOSサイン

周辺症状の中でも、徘徊《はいかい》や物盗られ妄想、暴言・暴行などは、介護する家族を悩ませる一大事だが、多くは認知症の人と周辺の人たちとの関係にすれ違いがあって起こる二次的症状だと述べた。仮に原因が家族関係なら、それを見直せば症状は改善するはずだが、これが簡単ではない。高橋さんは「認知症の人と家族の立場は共通すると皆さんは思っていますが、実際は家族と認知症の人が望んでいる方向が逆のこともある」という。たとえば家族が「しっかりしてよ」というのは、物忘れをしてほしくないからだが、一方で認知症の人は物忘れをする自分をそのまま受け止めてほしいと思っている。この両者を同じ方向に向けるのは並大抵ではないだろう。認知症の人は自ら修正して家族に合わせられないから、家族の方から修正するしかないのだが、これが簡単ではないのである。私は高橋さんにたずねた。

「認知症になる前の夫婦関係がよくなかったのに、認知症になったら『やさしい言葉をかけてください』と言って、できますか?」

すると高橋さんは「むずかしいでしょうね」と首をふった。

「からくりが分かっても、解決できるかどうかは、性の問題や性格などいろんな要素が絡んできます。夫婦関係の問題は特にそうです。はたからは良い夫婦だなぁと見えても、実際はそうじゃない夫婦もいるわけです。だから、認知症というのは個人の病ではなく〝家族の病〟なのです。つまり、認知症はボケたときから始まるのではなく、その前から始まっているのです」

認知症と診断されたらいきなり離婚を迫られ、荷物と一緒に家から放り出された人のことを思い出した私は、「家族の生き様がそのまま投影されるということですか」とたずねた。

「互いに背中を向けてきた家族で、誰かが認知症になったから優しくなったとは聞かないですね。そうなのですが、（前の章で紹介した）物盗られ妄想の良枝さん一家は、もともと嫁姑関係は良好だったのです。だからむずかしいのです」

ひと筋縄ではいかない周辺症状だが、ではどうすれば改善できるだろうか。

まず私たちは、「認知症になったら理性や人格が壊れ、何も分からなくなってしまう」といった誤った考えを改める必要がある。そのうえで、認知機能が低下しても、人としての情動が私たちと何ら変わらないことを理解することだ。

たしかに周辺症状は、介護する家族にとっては困りごとだが、その一方でこうも考えられないだろうか。

周辺症状は認知症の人が出しているSOSサインではないか——と。

たとえば認知症の人が家族に暴力をふるったとする。たとえ認知症になっても、いきなり暴力をふるうとは考えられない。何らかの理由があったはずだ。それを家族の立場から考えるのではなく、もし自分が認知症の人だったらどう思ったか、つまり認知症の人に共感しながら見つめるのである。もしも暴力につながる怒りの原因が家族にあるなら、「何が気にいらなかったのか」「何が怒らせたのだろう」と、認知症の人になって推理してみる。すると思いがけない気づきもあるはずである。

たとえば徘徊なら、外に出ないように鍵をかけたり、GPSを持たせたりといった対策をする前に、「どんな気持ちで徘徊するんだろう」と、まず認知症の人のサインから推理してみることだろうか。

とはいえ、認知症の人本人と家族では価値観が違う。重ねて書くが、一般社会なら互いに話し合って折り合いをつけることもできるが、認知症の人は相手に合わせて自分を修正するのがむずかしいから、家族の方が対応の仕方を変えるしかない。

たとえば、認知症になったお父さんに、「お父さん、今のままでいいよ」と言えるかどうかだが、それではハードルが高すぎるかもしれない。そのときは「まぁ、これでもいいか」と諦める覚悟も必要だろう。

それを実行するにはやはり介護の知識も必要だが、認知症の人の性格や考え方、家族との関係などはそれぞれ異なっているから、その対処法も違ってくる。つまり介護の方法も教科書的な解答はないということだ。それを考慮したうえで、現実的なのは認知症の高齢者を介護する家族から、周辺症状の改善につながるヒントを得ることだろう。そう思った私は、認知症の高齢者を介護する家族に、もし周辺症状を改善されたのなら、そのヒントを教えてほしいとお願いした。それをこれから紹介したい。

「徘徊」がなくなった

第三章でも徘徊に悩む家族の姿をいくつか紹介したが、認知機能が低下して、自分のいる場所や帰り道が分からなくなって戻れないケースは少なくない。外から戻ってくれば散歩であり、戻れなければ「徘徊」とされるのだが、二〇二三年には一万九〇〇〇人以上の人が徘徊で行方不明になっていて※1、毎年五〇〇人前後の死者を出しているのだ。介護する家族も気が気でないだろう。

出雲の「小山《おやま》のおうち」には毎週のように徘徊していた人がいる。喜一さんという九四歳の男性で、八九歳のときに認知症と診断された。息子の秀正さんによると、四歳下の母親は、認知症になった夫を受け入れられず、「ああ、ボケて情けない！」と口を開けば責めるので夫婦喧嘩が絶えず、そのたびに父親は外に飛び出して徘徊するようになった。知らない人の車に乗せられて帰ってきたり、同じ町内の人からの連絡で迎えに行ったりしたこともある。

ところが、今はぴたりと徘徊はなくなった。なぜだろう。

秀正さんは両親と二世帯住宅で一緒に住んでいるが、父親の面倒を見るのはもっぱら九〇歳の母親である。家事から家の周りの掃除、近所付き合いに至るまで一切合切を仕切っていて、料理は今も自分で作っている。昔から料理は母親の生きがいだったから、「奪うことができない」のだと秀正さんは言った。

「親父に対して優しく接して自尊心を傷つけないことが大切だと、高橋先生や施設の方から学ばせていただきました。お袋は気に食わないと、親父に『あんたもボケたねぇ』と露骨に言います。昔から夫婦関係はお袋が強かったので、今でもその関係は如実に出ます。だから、お袋を認知症の勉強会に連れて行ったり、普段から『そんな言い方はだめだよ』と口を酸っぱくして諭したりしたのですが、そのときは納得しても、親父の前では態度が変わるんです。『認知症にならないようあれだけ努力したのに……』とか嘆くものだから、またバトルです。これが日常でした。親父も居場所がないからつらくて徘徊したんだと思います」

それでも秀正さんは、父親にやさしくするよう母親に言い続けた。

「時間がかかりましたが、少しずつお袋が『ありがとう』と言うようになったのです。するとと親父も、お袋の料理に『美味しかったよ』と返すようになりましてね。朝、起こすときも、以前なら『起きなさい！』と怒鳴るように言ったのに、最近は『おじいさん、朝ですよ。起きてね』という言い方をします。すると親父も笑顔なんです。その頃から徘徊がなくなりました」

徘徊がなくなったもう一つのきっかけは「居場所」ができたことだという。

「『小山のおうち』に通うようになってから、将棋を始めました。家でやっているのを見たことはないので私も知らなかったのですが、小さい頃は夢中だったそうです。それを再発見したんですね。それまでお袋に責められて居場所がなかった親父ですが、今は施設が居場所になっています」

秀正さんは両親についてこう語った。

「お袋は九〇歳になります。できないことをいっぱい抱えていて、自分でもやりきれないでいるんです。八〇歳を過ぎたころに、無理でも家事などを少しずつ家内にバトンタッチさせておくべきでした。そうすればもっと余裕をもって親父を見ることもできたんです」

「お父さんの周辺症状を改善するのに、何が一番大切だったと思いますか」とたずねると、秀正さんはこう言った。

「大切なことは、本人と家族、施設の職員、そして主治医の先生との関係性です。互いに信頼関係があってこそ前にすすむのだと思う」

軽度ならともかく、症状が進んだ認知症の人の介護は、家族だけで完結させることは現実問題として不可能だ。もしも外に出て行方不明になったら、家族だけで探すのは無理だろう。できなければ他者、つまりは地域社会や専門家に頼ることになるが、それには相互の信頼関係が必要ということだ。高橋さんは「家族関係が変われば本人も変わる。本人が変われば、家族の負担は軽くなる」と言ったが、その好例が秀正さん一家かもしれない。

それを聞いて思い出すのは、二章で紹介した多美さんのことだ。認知症と言われて「死にたい」とまでショックを受けた女性である。多美さんの娘さんは都会に出たが、定期的に帰ってきては世話するほど母親思いだった。ところが娘さんは、母親が呆けてほしくない一心でつい「しっかりしてよ」と言ってしまう。すると多美さんは「あんた何しに帰った、去《い》ね！」と怒鳴り、家を飛び出すのである。高橋さんは「もっとやさしく声をかけたほうがいいよ」とアドバイスしたが、娘は「これ以上、ボケてほしくないから」と耳を貸さなかった。結局、多美さんの徘徊はやまなかった。ただ、多美さんは娘に「去ね！」と声を荒げても、娘が帰ってきてくれたことが嬉しいものだから、娘を非難したことは一度もなかった。

仏様の心境にはまだ……

現在、施設に通っている陽子さんの例を紹介する。

陽子さんはごく普通の主婦だったが、たまたま四〇歳を過ぎた頃に、出雲市にある薬師信仰の総本山として知られる一畑薬師《いちばたやくし》での石段（一一〇〇段余り）駆け上がり競争に出た。ぶっつけ本番だったのに、なんと三位に入賞したのである。それ以来、走ることが大好きになり、地元で市民マラソンなどがあると、参加するたびに賞をもらってきた。六五歳のときには東京マラソンにもエントリーしてメダルをもらったほどの健脚である。

それが七〇歳を過ぎたころから異変があらわれた。同じものをいくつも買ったり、料理をすれば、日によって味がバラバラだったり、味噌汁に味噌を入れるのを忘れたりといったことが頻繁に起こるようになった。そんな妻にイライラし始めた夫の茂雄さんは、つい大声をあげるようになった。すると陽子さんは「帰ります」と家を出てしまったのである。幸いにもこのときは実家で見つかったが、その後も家を出ていくようになり、そのたびに家族総出の捜索になった。

現在は「小山のおうち」を利用しているが、私が取材している間も建物からふらっと外に出たのでスタッフが追いかけたが、あまりにも足が速くて追いつかず、スタッフはサンダルを脱ぎ捨て、走って追いかけたそうだ。

普段から陽子さんは、家の周囲を毎日三〇分以上は走っていて、茂雄さんも、妻の気晴らしになるならと思っていたのだが、そのうち戻って来なくなった。

「大きな声で怒ると『帰る、帰る』というので、先生にどうしてですかと尋ねました。すると、認知症の人の帰る場所は必ずしも自分の家ではなく、楽しかった記憶のある場所が多いのだそうですが、それもその時々で変わると言われました。そうかもしれませんね」

「怒るというのは、注意するような感じですか？」

「そうそう。こっちもカチンと来るときがありますからね。ただ、外に出るのは怒るときばかりじゃないんです。朝ご飯を食べて、送迎車が来るまでテレビを見ていると思ったらいないんです。しばらくしたら、近所の方から『歩いてますよ』と電話がありました。走る練習のつもりなのか、まったく分からんです」

茂雄さんは何度もため息をつきながら、これまでの苦労を口にした。

「間違って自分のコップに台所の食器用洗剤を入れて飲みかけたこともあります。料理をするのに火事になりかけたこともあり、布巾もあちこちに仕舞い込む。なんでこんなことをするのか、ひと思いに首を絞めて、と思ったこともありました」

夫婦共稼ぎで必死に働き続け、夫が六八歳で退職すると、妻もその翌年に退職した。互いに「これから二人でどこにでも行けるぞ」と喜んでいたら、妻が認知症になり、計画していたことがすべて白紙になったという。返す言葉が見つからず、私は「今は奥さんの様子はどうですか？」と、つまらない質問で濁してしまった。

「高橋先生から、家内に『帰る』と言わせないためには、仏様になったつもりで大声を出さず、怒らず、とにかく優しくしなさいと言われました。まだまだ仏様の心境にはなれませんが、なるべく怒らないように、大声を出さないようにしています。最近は家内もようやく『帰る』と言わなくなりました」

「今はどんなことに気を付けていますか？」

「あれはいけん、これはいけんと言ったら本人も嫌だろうから、ある程度のわがままは聞いてあげ、ついでに笑ってあげたら本人も楽しかろうと思って、そうしています」

茂雄さんはそう言いながらも、まだ不安を隠せないようだ。

「子供を叱るような感じで言ってしまうことがあると、自分の部屋に閉じこもって出てこないんです。これがこれから何年続くのか……」

暴言・暴行の背後にあるもの

家族を悩ませる周辺症状の中で、「徘徊」に次いで多いのが「暴言・暴行」だといわれる。認知症の人がそんな手荒い行動をとるのには、〈暴言・暴力のような攻撃性の背景には不安がある〉からだという※2。

前にも触れたが、認知症の人は、自分が壊れていくような不安感でいっぱいだ。症状の進行次第で数分前の記憶も保持できなくなる。記憶が消えたら自己の存在があやふやになり、身の置き所がなくなって不安感が増大する。そんなとき、失敗した記憶がないのに失敗したと詰《なじ》られたら、本人は不満だろう。それが毎日のように重なれば、やがて耐えられなくなって暴言や暴行につながってもおかしくはない。

アパートで一人暮らしをしていた邦子さんに、ATMが使えなくなるなど認知症の症状があらわれたのは八〇歳になる手前だった。

娘の絵美さんがそのことを知ると、嫁ぎ先の家族の承諾を得て母を引き取った。ただ当時は家に子供が六人もいたうえ、夫は脳出血で倒れて全身が麻痺してから胃ろうを造設していて、さらに姑は九三歳と高齢で認知症の症状もあった。いわば、家族全員が絵美さんの肩にかかっていたようなもので、当時の彼女は「自分が自分でないような」毎日だったという。息を抜く暇もなかったから、認知症の母親を引き取ったものの、ゆっくり話し合う時間はなかった。

邦子さんのほうは、娘の嫁ぎ先に馴染めなかったのか、突然、癇癪《かんしゃく》を起しては大声をあげたり、家を飛び出したりするのでたびたび大騒ぎになった。思春期を過ぎた子供たちは、そんな邦子さんに反発した。すると「感情の起伏が激しい母だから、大きな声であぁだこうだと言うので、子供たちもカッとなって言い返す」ことがあり、暴言のバトルになった。そんなときは邦子さんを車に乗せて、落ち着くまでドライブをしたという。ただ子供たちも、おばあちゃんが行方不明と聞けば真っ先に探し回るほどだから悪意があったわけではない。掛け違えたボタンを修正できないまま、互いに反発した状態が二年ほど続いた。

その当時のことなのか、邦子さんはこんな手記を綴っている。

前ではわすれたことをきにしていました。今はわす（れ）た事もおぼえていません。おとなになったからことばもわすれました。ごめんなさい。字をわすれました。ごめんね。わたしはおはなしがすきです。でも話（し）た（く）ございません。（略）私が話すと人がぐじゃ〲いっとられていやになった。「おはなしはやめます」と云った。だから家でもだまっています。

むすめ（と）話したいことがありますが、口でとめました。我が家でむすめにはなしたいが、むすめもいそがしいのでやめました。（邦子）

それが、今ではすっかり穏やかになったと絵美さんは言う。

「私にはいつも凛《りん》としていた母のイメージしかなくて、はじめは認知症になった母をどうしても受け入れられませんでした。認知症になったことを考えたくなかったのかもしれません。もう少し私に認知症の知識があったら手助けもできたのですが……。変わったのは『小山のおうち』で他のご家族からお話を聞かせてもらったりしたことで、悩んでいるのは私一人じゃないんだと知ってからです。それからありのままの母を受け入れられるようになりました」

ケアマネたちと相談しながら、試行錯誤で介護をしていたある日のことである。

「お風呂で母が苦労しながら身体を洗っているのを見て、私が背中を洗ってあげればいいんだと思い、一緒にお風呂に入ったんです。そこで肌にふれたり、おしゃべりしたり、そんなことが良かったのかもしれませんね」

やがて姑が亡くなり、時間に余裕ができたことも追い風になった。

「それまでなら『茶碗、洗ってあげるわ』と言われても、どうせあとで洗い直さないといけないんだから『いいよ、いいよ』と断っていました。それが、洗うことは本人にとって幸せなんだと気付いてから、『お願いね』って頼むようにしました。洗ってもらったら、素直に『ありがとう』と感謝もするようになったんです」

絵美さんは次第に、ありのままの母を受け入れられるようになった。すると、母も不安が消えたのかすっかり穏やかになったという。その後、夫が亡くなり、子供たちも大人になって家を出て行くと、絵美さんは独り取り残されたような気分になった。ふと「どげんしたらいいのかな」と沈んでいると、邦子さんがそっと近づき「あんたがおるけん、私もがんばるわ」と、絵美さんの肩をポンと叩いた。絵美さんは思わず涙がこぼれそうになり、目を閉じたまま「うん、うん」とうなずいていたという。

そんな絵美さんに介護のコツをうかがうと、こう言って笑った。

「しっかりご飯を食べて、十分な睡眠をとり、心を豊かにしておく。そして感謝です。

自分をいたわり、そのうえで母をいたわることです」

介護する家族がぐっすり眠ってこそ在宅介護は可能なのだ。介護するには、心と体に余裕を持て、ということだろう。

未然に暴言・暴行を防ぐ

あの人ならいつか「暴言・暴行」を引き起こすと言われながら、認知症がすすんでもついにその気配がなかった人がいる。出雲に暮らす利浩さんだ。

長距離トラックの運転手を三〇年以上してきたという彼は、プライドが高くて気が短く、些細《ささい》なことでよく喧嘩になった。なにしろ「足が悪くて、杖をついていても転びかけることがあるのに、そばにいた人が支えようとしたら、『何する！』と怒るような人」だったと妻の光子さんはいう。そんな気性だから、「小山のおうち」に来てもすぐ喧嘩になって長続きはしないだろうと思われていた。それが一年ほどもするとすっかり馴染んだだけではなく、ヌシのような存在になっていた。

私が利浩さんに会ったのはそのころで、こんな手記を書いている。

長きょりトラック運転手として約三十年やってきて定年をむかえて、やっとかたのにがおりまして、四、五年たってから、これでは体がな（ま）ると思い家内と相談した結果、小山のおうち（に）くるよ（う）になったしだいです。来た結果、こんな良い会社があるもんだなぁと感じ、（不明）お世は（お世話）になる事を約束したしだいです。

月日のたつのも早く、年おかさねるにつれてだん〲と物忘（れ）がおゝくなり、自分自身なさけなくなるよ（う）に感じます。

家内もたまにいじ声（叱り声）をだすこと（が）ある。そんなこと自分に言ったり、頭にくる事がたび〲（不明）自分のせいだからと云いながらも家内とたび〲口論になるが、自分が悪いと思い、家内にあやまる事があります。自分にとっては家内は最高の家内です（利浩）

利浩さんと会う前に、「小山のおうち」のスタッフから「気分が悪いと杖を振り回すことがある」と聞いたので、ちょっと緊張しながら別室で待っていたが、初対面というのに、まるで古い友人と久しぶりに会ったみたいに顔をくしゃくしゃにしてあらわれた。

当時、七七歳だった利浩さんは、長距離運転の苦労をひと通り語ったあと、手記についてはこう解説してくれた。

「ここはね、前の会社を辞めたとき、職業安定所でこんなところがあるから、行ってみないかと紹介されて入ったんです。いやぁ、(会社を)変わって良かった。これまで東は東京、西は鹿児島と、一週間に二回も長距離を走って、いい加減にせんと目をやられるぞと言われてましたからね。前の会社は夜も仕事です。五〇も過ぎて、家族から辞めなさいと言われて、いつまでもやっておられんと思ってました」

利浩さんは、「小山のおうち」を新たに就職した会社だと思い込んでいるのだ。利浩さんの「作話」かもしれない。

作話はアルツハイマー病によくあることで、記憶障害によって覚えていないことを補うための「取り繕《つくろ》い反応」とされている。このデイケア施設に来た経緯を問われた利浩さんは、記憶障害のせいで近時の出来事は覚えていないから、問われても自分で今の事情を説明できない。そのために、かつて働いていた運送会社を退職したことと、今いる「小山のおうち」を結び付けて、新しい会社に再就職したという物語を創ったのかもしれない。高橋院長は「いきなり『あなたはボケていますね』と言われて、『はい、私はボケました』と言う人はいない」と言ったが、それと同じで、困ったときに自分を取り繕うのは普通の感覚であり、利浩さんの作話もそうではないか。むしろこんな物語を創作する力に脱帽する。

ついでながら、要介護認定調査に使われる「認定調査票」には、「問題行動」のチェック欄に「物盗られ妄想」「昼夜逆転」「感情の不安定」「大声を出す」などと一緒に「作話」も並んでいる。介護保険は介護を受ける本人（認知症の人など）のためにあるのではなく、家族の介護負担を軽くするためだから、作話など家族を困らせる行為は「問題行動」であるという解釈なのだろうか。

物忘れについて利浩さんにたずねると、ガッハッハッと笑い、「今週は何をしちょったか、その前は何をしちょったかと言われても、出てこんだわ」と、あっけらかんと言ったあとこう続けた。

「はぁ、物忘れは激しくなってたんやないかと思います。だども、とやかく言われるもんではないわな。みんな物忘れするもんだわ。言うからムカッとする。家内も言うもんで口ごたえするが、最後はわしの方が謝るな。あれには今も感謝しちょるけん」

このときの利浩さんとのやりとりを月刊「文藝春秋」（二〇一五年八月号）で紹介したのだが、それを妻の光子さんが読んだらしく、何かが彼女を変えたらしい。

当初、光子さんは高橋さんからこんなアドバイスを受けていたという。

「言葉が出なくなったとき、あなたが言い返したりすると必ず手が出ますよ。そうならないためには、ご主人の言うことを否定せず、感謝を欠かさないように。挨拶のつもりでいいから『お父さん、ありがとう』と言ってください」

しかし光子さんは、そのアドバイスをあまり気に留めなかったのだろう。手記に「家内とたびたび口論になる」とあることでもそれがうかがえる。でも賢明な光子さんは、雑誌記事のわずかな文字から、利浩さんの思いと高橋さんの言葉の意味をくみ取ったらしい。それ以来、利浩さんへの接し方をガラッと変えて、二度と言い返さなかったそうだ。

「間違ったことを言っても『ほんとかね、それはよかったねぇ』と受け入れました。とにかく否定しない。それはいつも頭に入れていました。幻覚もあったようで、ぐっすり寝とったと思ったらいきなり起きて『隣にトラックを置かしてもらってあるけん、動かさないけん』と言うんです。そういうときも『私が動かしてあげるけん、安心して』と納得させました。もちろん私は大型なんか運転できませんよ。

主人はよく『忘れていけん』とこぼしましたが、そんなときは私が、『二人で一人前だと思えばいいがね。私がちゃんと覚えてるけん、大丈夫よ』と言うと、『そげか、ほんならいいわい』とニコニコしてるんです」

それ以来、利浩さんは怒ることがなかったという。

作話は取り繕う力

横道にそれるが、利浩さんの作話を聞いて、岡山で出会った認知症の女性を思い出した。当時八二歳の昌子さんだ。気むずかしい方で、施設のスタッフ以外とはしゃべらないと言われたのに、何が彼女の気分を変えたのか、私と二時間ばかりおしゃべりすることになった。

彼女は息子と夫との三人暮らしだった。気に入らないと暴言を吐くので、他の利用者は彼女に近づかない。それが、かつて大手の病院で看護師をしていたというので、その時分の自慢話を聞いているうちに、いろいろと語るようになったのだ。私が「毎日の食事を作るのはたいへんですね」とたずねると、こんなことを言った。

「あちきがスーパーに行って買ってくるのよ。歩いたら五分ぐらいかな。玉ねぎも肉もまとめて三日分ぐらい買《こ》うてから、困らんほど冷蔵庫に入れてます。食べたければ冷蔵庫から出して炊けばいい。あとは魚を買うて、お漬物があったらええが。最近は年取ったせいか、疲れたらタクシーで帰ったりして横着していますよ」

事前にスタッフから、自宅には夫と息子がいて、夫は軽い認知症だが買い物はできると聞いていたので、「ご主人は買い物に行ってくれないんですか?」とたずねた。

「行かない。全部私が行って買うてくる」

自信たっぷりに言う。さらにどこで買うかも詳しく説明してくれた。

「へぇ、食事は誰が？」

「あちき。料理は好きじゃないけど、誰も手伝わんからね」

「今日は帰ったら何をするんですか？」

「掃除。横着で掃除洗濯は気が向かんとせん。でもきれい好きだから」

「今の悩みはなんですか？」

「贅沢せんかったら金はあるし、ボロ家でも家はあるし仕事しよるから困らん。そうそう、最近はコンサート代が八千円もして安うないから、それが悩みかな」

何も知らなければごく普通の会話である。看護師として病院に勤務していたのは事実らしいが、日常生活に関してはほとんどが作話である。買い物に行くというが、実際は歩くのも難儀で、誰かの支えがなければ歩けない。自宅はゴミの山のようになっていて、風呂にも入れないから、施設で入浴してから帰る。もちろん家では調理もできないから、夜の食事は施設から弁当を持ち帰っている――。とはいえ、これを嘘として切り捨てることに何の意味もない。むしろこんなストーリーをなぜ創ったのかの方が気になる。

この施設にやってきたころ、「自分は困ってない。こんなとこに連れて来るな！」と叫んでいたそうである。あの会話は、本当はこんな生活を送りたかったという彼女の願望だったのかもしれない。

生きがいが暴言を抑えた

暴言が「作話」と重なってあらわれたケースもある。群馬県に住む麻子さんの母がそうだ。ただ、同じ「作話」でも、麻子さんの母の場合はちょっと変わっていた。

麻子さんは八〇歳代の両親と三人で暮らしている。以前は夫婦喧嘩をしてもたいてい自分から折れていた母親が、八〇歳に近づいた頃から、ささいなことで激怒するようになり、麻子さんの不在中は夫婦喧嘩が絶えなくなった。最初は「犬も食わない夫婦喧嘩」とやり過ごしていたが、性格が変わったのではと思うほど言葉遣いが荒くなったので、思い切って地域包括支援センターへ相談に行った。

地域包括支援センターは、医療や介護サービスについて、いつ、どこで、どんなサービスが受けられるか、身近に相談できる窓口である。

麻子さんは、そこで勧められたデイサービス施設を両親と一緒に見学したら、意外に母親は利用者と仲良くしてくれたのでひと安心したのだが、家に戻ると「あんな所には行かないわよ」と、あっけらかんと言う。仕方なく父親が代わりに通所することにした。すると今度は「お父さんはいいわね。楽しかったんでしょ」などと嫌味を言い始めた。さすがにこれはおかしいと思った麻子さんは、嫌がる母親を連れて診察してもらったら認知症だったという。

麻子さんはさりげなく言ったのだが、認知症ではないかと家族が疑っても、「診察」と聞くだけで拒絶反応を起こす当事者は多い。「なりたくない病気」の筆頭に、すすんでなりたいと思わないだろう。これも家族には悩みのタネである。私は「嫌がるお母さんをどうやって医師に診せたのですか？」とたずねた。

麻子さんはクスッと笑い、試行錯誤しながら緻密に計画を立てたと言った。

「私の健康診断の結果を聞きに行く日があったので、同じ日に母の受診を予約しました。そして母には、思いっきり困った顔で『一人では心細いので、一緒について来てね』とお願いしました。そうしたら、あれほど外出嫌いの母が『仕方がないわね、行ってあげるわ』と言ってくれたのです。でも認知症と診断されたのだから、さすがの母もデイサービスには行ってくれると思ったのですが、甘かったですね」

別のデイサービスを紹介してもらったのだが、施設の責任者と相談すると、母の様子では一日利用するのは無理だろうと言われ、週に一回、それも朝の一〇時半から一時間だけということになった。しぶしぶ納得した母だったが、もちろん送迎車には乗ってくれない。麻子さんが送ることになった。

「よく行く気になってくれましたね」

「いえいえ、出かけるときは『卵を買いに行こう』って誘うんです。母は冷蔵庫の卵を欠かすのを嫌がりますから、たいてい『そうね』と承諾してくれます。車に乗ると、そのうち卵のことは忘れてくれるので、施設に着いたら『お母さん、急に仕事が入ったんで、ここで待っててね』と言ったら降りてくれます」

「帰りはどうするんですか?」

「最初は一時間ほどして迎えに行きましたが、最近は施設の車で帰ってきます。たまたま施設の方が『娘さんの仕事がまだ終わらないので、そろそろお昼だから送ります』と声をかけたら、母は『ご親切にありがとうございます』と乗ったそうです」

麻子さんが困るのは、母は機嫌が良いときは何ごともないのに、気分が沈むと「作話」で家族の悪口を言いまくることだった。

「一人で考えごとをするような顔つきになると、その場にいない人の悪口を言い始めるんです。弟が近所に住んでいるのですが、その弟の伴侶をけなし、父がいないと『お父さんにこの家から出て行ってほしい』とか『離婚したい』とか、私がいなければ『家のことを何もしない娘には早く出て行ってほしい』とか……」

本人の前で悪口を言わないのは、それがいけないことだと認識しているからだろう。

「エスカレートすると、言葉遣いがきれいな母がどんどん荒くなって、男言葉に変わってしまいます。父に向かって、『てめぇなんか死んでしまえ』とか『バカ野郎！』と罵るんです。そのときの声音といったら、まるで別人格があらわれたのかと思うほどです。もしも父が『うるさい！』とでも言うと、父を突き飛ばしたりして、今度は暴力沙汰になります」と麻子さん。

私は「仲裁に入るのも大変ですね」と麻子さんに同情した。

「父が応戦したら、私は母の味方をします。これも作戦です。私が父に『うるさいわね』と言うと、母は父と私の喧嘩だと思うようです。すると、いつの間にか私が悪者になっていて『お父さんと喧嘩しちゃだめじゃないの』って母が仲裁に入るんです。不思議なのですが、ふとした瞬間に父と私の喧嘩にすり替わるんです」

そのころ、麻子さんの仕事先へ、両親から入れ替わり立ち替わり電話が入った。父は「お母さんとはやってられない」と愚痴をこぼし、母は「お父さんと離婚する」と泣いて訴えるので仕事が手につかなかったという。それも今はすっかりなくなった。きっかけは麻子さんが困っているのを見ると、母が優しい顔になることに気づいたからだという。そこで麻子さんは、母の作話に、作話で応じることにした。

「たとえば母に、『これからお仕事に出かけるんだけど、私の財布の中に一万円札しかなくて困ってるの。千円札に両替できないかしら』とお願いします。もちろん母の財布には、事前に千円札を入れておきます。すると母は『しょうがないわね』と言いながら財布を開けるんです。すると驚いた顔で『あら、ちょうどあったわ』って両替してくれます。その日は必ず機嫌がいいのです」

たとえ相手が娘でも、役に立って感謝されたら気分がいいし、それが生きがいをもたらし、認知症の人の不安を抑えてくれるのかもしれない。

ただ、朝起きて機嫌が良いと思ったら、いきなり沈み込むこともあって目が離せないそうだ。一日を機嫌よく過ごしてもらうにはそれなりの努力が必要で、それを継続するには「実際に介護した方のアドバイスがすごく貴重」だという。

「先日も『トイレの鍵は壊しなさい』と言われました。どうしてって訊いたら、鍵をかけたらお母さんが出られなくなるわよって。目から鱗でした。介護は十人十色で、その方に合った介護でも、母には合わないこともあります。とりあえずいろいろ試してみたら、意外なところで母に合うものがあったりするんです」

かつての母は、父に暴力を振るったり暴言を吐いたりしたが、今はすっかりなくなった。最近も家族で焼肉の話題になり、父が「カルビ、おいしいね」と言ったら、母は「カルビ？　いやだ、かっぱえびせん！」と声をあげたので大笑いしたそうである。

風呂に入らない夫

「暴言・暴行」とは深刻さの度合いは違うが、日常生活のちょっとしたことで困っている家族は少なくない。たとえば入浴だ。認知症になる前は欠かさず風呂に入っていたのに、「認知症になったら入ってくれなくなった」とこぼす人がいる。些細なことだと思われるかもしれないが、風呂に入りたがらない人を無理に入れようとすると、暴力に結びつくこともあるから要注意だ。

静岡県富士宮市の紘一さんは、二年前に八一歳で認知症と診断された。記憶障害を除けば、家族を困らす行動はほとんどないのに、なぜか風呂だけは入ってくれないと妻の智美さんは言う。

「夏でも風呂に入らないんです。面倒臭いんですって。困るわぁ」

入浴には服を脱ぐ、浴槽に入る、体を洗う、着替える……などと結構な手順がある。私たちには簡単でも、認知症になると実行機能の障害で手順がわからなくなって、失敗するのではないかと不安になるのかもしれない。

智美さんはいろいろ考えた末に、こんな誘い方をしたという。

「ノンアルコールのビールを用意して、『美味しいから、お風呂から出たらこれ飲もうね』とすすめたら大成功でした」

ところが寒くなるとまた入ってくれない。そこでご主人が甘党なのを利用した。

「温かい蜂蜜のドリンクを作ったんです。『蜂蜜が入ってるんだって。飲んでみたい？』と言ったら、これも大成功だったんです。もともと甘いものが好きなのに、血糖値が上がって控えていたので、嬉しかったのかもね」

「風呂は嫌だ」と言うときは無理せず引き下がり、しばらくして忘れた頃に再度誘ってみるのもいいかもしれない。

風呂と同じで、ちょっとしたことだが、食事に関する困りごとも多い。「小山のおうち」を利用している庄一さんもそうだ。食事のあと「まだ食べていない」「飯を食わさんのか」と怒るので、そのたびに夫婦が大喧嘩になったと妻の好美さんが言う。

「『食べてない！』と言われて、『さっき食べたでしょ』と言い返すのは良くないそうですね。確かに顔がこわばるのがわかります。それを聞いてから、細かく刻んだ料理や、スライスしたリンゴを出すようにしました。もともとお腹はいっぱいですから、ちょっと食べたら満足します。それでも満足しないときは、楽しくなる話をしました。昔、主人と一緒に京都の清水寺のそばで食べた料理がおいしかった記憶があり、その話をしたら主人は食べるのを忘れてニコニコしていました」

認知症の人は、近時の出来事は忘れても、遠い過去の、それも楽しかった記憶は残りやすい。今を生きる認知症の人にとって、楽しい記憶は生きる支えにもなる。

とにかく笑うこと

周辺症状の中でも、排泄《はいせつ》の失敗は家族に衝撃を与えるようで、自宅で介護するつもりでいた人でも、施設への入所を考えるきっかけになることが多いといわれる。

ところが、試行錯誤しながらそれを乗り越えた方がいる。都内に住む健司さんだ。夫婦で小さなドラッグストアを構えていて、妻の祐子さんは雑貨やコスメを担当していた。常連のお客もついて経営は順調だったが、妻が五四歳になったころ、お客さんとの約束を頻繁に忘れるようになり、診てもらうと認知症だった。彼女は若年性認知症だが、高齢者の認知症にも共通するのでぜひ紹介したい。

おしゃべりするのが大好きだった祐子さんは、認知症と診断された当初は「脳トレをやらなくちゃ」などと明るかったのに、四年ほどすると要介護度が急激にすすみ、次第に文字も書けなくなってきた。それと同時に、便意を伝えられないのか、朝、起きたら漏らしていることが増えたという。

「漏らすと気持ち悪いのか、はいている紙パンツに手を入れるようになったんです。便に触ったら大変なことになります」

失敗を防ぐために、健司さんは妻の生活リズムを観察した。

「なかなか寝付けない夜もあるので、まず寝つきが良くなるように少し薬を処方していただきました。すると睡眠時間が読めるようになったので、朝の排便時間もほぼ分かってきました。そこで、なるべくトイレで排便してもらうように、その前に起こすようにしました。今は私が五時半に起きて準備し、六時前に妻を起こしてトイレに連れて行きます。トイレだけで一時間ちかくかかりますから、あとの始末も含めて七時前に終わればラッキーでしょうか。食事をとるのはそれからです」

夏場はこれで九割は上手くいったのだが、寒くなると、朝の六時はまだ暗いので、起きるのをぐずっているうちに漏らすようになったという。

「そこでエアコンのタイマーを設定して起きる前に部屋を暖めておき、起きたら部屋を明るくしてトイレに連れて行きました。なんとか排泄してくれるのですが、寒くなるとどうしても失敗が増えますね。最近は頑張って起こすよりも、妻になついている猫をベッドでからませながら、家内のテンションが上がってきたのを見計らって、『さあ、トイレに行こう』という感じですね。とにかく気分的にいい雰囲気にしておくことが大事で、そんなときの妻は、なんでも素直に聞いてくれます」

逆に朝、機嫌が悪いと、失敗することが確実に増えるそうだ。

排便の時間を一定に保つためには体調管理や睡眠時間を崩さないことが重要だが、最近は食事に興味がなくなっているのか、食べていても途中で手が止まってしまうことが増えてきたという。そんなときは、経口栄養剤や整腸剤、食物繊維のサプリなどを使って胃腸の調子を整えるようにしている。

気分が悪いと食事がすすまなくなる。誰だってそうだ。ただ、認知症の人はかなり敏感に反応するようである。とくにテレビは要注意で、殺伐としたニュースやドラマで暴力シーンなどがあると興奮して食事どころではなくなり、それはそのまま翌朝の排便に直接影響するのだそうだ。そこで、妻が好きだったサザンオールスターズやユーミンの音楽を流してみたら機嫌が良くなったという。

「奥さんとおしゃべりしますか」と私が言った。子供たちもいるが、みんな独立していて夫婦二人だけの生活だというので、あえてたずねてみたのである。

健司さんはちょっと戸惑いながらこう言った。

「何か言ってるんだけど、何を言ってるのか分からない状態です。でも『なんのこと？』とは言いません。最初は会話を成立させようと必死でしたが、分かんないのは分かんないので、私は『ああ、そう』と言ってにこにこしゃべっています」

健司さんは、近所に住む娘らにも手伝ってもらっているというが、私ならとても自信がない。それでも介護を続けられるコツはなんだろう。

「まぁ、とにかく笑っていることですね」

さりげなく言った。

居場所が不安を和らげる

これまで紹介した当事者の「手記」に不安を訴える記述が多いのは、自我が消えていくような恐怖がどこかにあるのだろう。もしそうであるなら、まずは認知症の人がかかえる不安を軽くすることが、周辺症状の改善につながるのではないか。たとえば働く場所を得たことで不安が和らぎ、日常生活が平穏になったケースもある。

私は富士宮市の「木工房いつでもゆめを」を訪ねた。ここは介護保険制度の施設ではなく、車椅子に乗ったまま計れる木製体重計など、木製の介護用品の制作・販売をしている一般の有限会社である。代表は稲葉修さん。働いている従業員は一二人で、そのうち八人が認知症の人だ。

その一人が、七五歳で認知症と診断された憲一さんである。憲一さんは認知症と診断されたのがよほどショックだったのか、突如として家に引きこもってしまった。家でごろごろしながら、同じ話を何度も繰り返すので、妻の純子さんがイライラしてつい強い言葉を使うと、逆に怒鳴り声が返って来た。そこで「主治医の先生が心配してこの木工所を紹介してくれました」と純子さんが言う。

認知症になったらデイケアなどの介護サービスをすぐ受けられると思われがちだが、要介護認定を受ける以前の軽度認知症の人には、こうしたサービスに手が届きにくい。「木工房いつでもゆめを」はそうした認知症の人を受け入れているのだ。

「最初はいやだいやだと拒否していましたが、たまたま気の合う人がいて通い始めたら、楽しみに変わったようです。主人は、自分が認知症だということを周囲に知られたくないせいか、すごく気を遣うのに、ここでは気を遣わないでお腹をかかえて笑えるんだそうです。木工の細かい仕事にもハマったようです。自分から、木製のジグソーパズルを作ったらと提案したら、製作を任されたそうですよ。もともと絵が好きだから、自分で図案を描いて糸ノコを動かしています。やる仕事があるというのが楽しいのか、休んだことがないんです」

安心できる居場所に加え、役割ができたことで、憲一さんの不安が和らいだのだろう。そのうえ多くはないが給与も出る。ここ以上の居場所はないそうだ。

「私がちょっとでも怒ると主人も怒ります。怒りは怒りを呼ぶんですね。これはいけないと思って、稲葉さんに教えてもらった『怒らない、叱らない、否定しない』の三原則は何があっても守るようにしています」
すぐそばの工作室で、憲一さんは真剣な眼差しで糸ノコを動かしていた。「いい作品ですね」と声をかけると、「ジグソーを扱うのも初めてなのに、これが私の仕事になって四苦八苦してますよ」と、まんざらでもなさそうだ。

周辺症状がない人たち

介護する家族の証言を聞いていると、周辺症状とは、周囲に自分の意思をうまく伝えられない認知症の人たちの、まるで抗議のように思えてくる。高橋さんも「家族は良かれと思って『こうしなさい』『それはだめ』と言うのですが、本人が望んでいる方向とは違うものだから、『叱られている』『不当な扱いを受けている』と受けとめて、だんだん厳しい顔に変わっていきます」と言う。そうした本人と家族の思いのズレが周辺症状になってあらわれるのかもしれない。

ではどうすれば周辺症状を出さないようにできるか。介護した家族や専門家の意見をまとめると、基本は、

「否定しない」
「怒らない」
「感謝する」

の三つに集約されるだろう。が、簡単なことのように見えて、これが意外にむずかしい。高橋さんは、認知症の人の気持ちを逆なでするような「しっかりしてよ」といった指摘を、できるだけ減らす努力をし、かわりに「感謝の言葉を示して、話しかけることを増やせば周辺症状は自然におさまっていく」という。可能なら、否定の言葉ではなく「そうだね」と肯定する回数を増やすことだと。

こうしたことを、誰から言われたわけでもなく、自然に実行した方がいる。東京の幸次さんである。認知症になったのは妻の政子さんだ。現在は八七歳。十年ほど前に診断されたが、すでに中等度だった。しばらくすると怒りっぽくなり、やがて徘徊するようになった。家から直線距離で二〇キロ離れたところで発見されたこともある。

ところが、今は周辺症状といえる行動はほとんどない。その原因が、幸次さんの妻への接し方にあることは、自身も気がついていない。逆にそれがごく自然な行為だからこそうまくいっているのかもしれない。

政子さんが利用しているデイサービス施設「スマイル・エイジングパートナー」でご夫婦に会って話を聞いたのだが、ここに来るまで「どこに行くの？」と、何十回となく政子さんからたずねられたという。しかし幸次さんは「何十回でも同じように答えます」と、聞かれても苦にならないそうだ。

幸次さんが感心するのは、政子さんの取り繕いである。

「ごまかすと言うのか、言い訳というか、何か言われたときに、嘘を言うのがほんとに早いんです。徘徊のときも、（警察官に問われて）いつもここを散歩してるんだと言ったそうです。まずいことをやってもうまい言い訳をします。それはすごいです」

だからといって幸次さんは困っているふうでもない。口ぶりから、なんだか自分の妻を自慢しているように聞こえるから不思議だ。

そう思って私は「気になりませんか？」と尋ねた。

「何が？」

「いや、奥さんが嘘を言うことです」

「認知症のアレだから、仕方がないでしょ」

認知症になったんだからそんなもんだと、すべてを受け入れているようだ。政子さんと冗談を言い合っているような会話も、互いの信頼感をあらわしていた。

今はデイサービスが終わると、二人で散歩するようにしている。

「夕方、花や木を見ながら、一万歩以上は歩きます。途中で何十回となく、『どこに行くの？』と聞かれますが、そのたびに答えます」

歩いて疲れるのだろう、夜は熟睡しているそうである。

妻のために屋上に家庭菜園を作ったそうだが、「玉ねぎなんか、収穫時期じゃないのに抜いてしまうんだ」と笑う。柔和な顔だ。普段からそうなのだろう。文句などひと言もこぼさず、政子さんの自由にさせているから、物忘れがどんどんひどくなっているというのに、今のところこれといった周辺症状はないに等しい。周辺症状がないから妻の政子さんに不安もないのかというと、おそらくそんなことはないだろう。不安はあるが、それが気にならないほどの安心感があるのではないだろうか。

もうひとり紹介したいのは、「小山のおうち」に通う佳代さんだ。九〇歳を過ぎた元看護師だが、足腰が丈夫なのか今もかくしゃくとしている。私が他の人にインタビューしようとすると、いつの間にか横に座って「代弁」してくれるのである。でも二、三分で忘れるから、同じ説明が何度も繰り返される。それでも憎めないおばあちゃんなのだ。

物忘れは上手になったけど心配ではない。
小山のお家に来て忘れた事とか困ったこと等話を聞いてもらって、誰もある事と慰めてもらって心が落付き楽しい会話に変ります（佳代）

手記にこう書いたが、スタッフに尋ねても周辺症状らしいものは見当たらない。そこで私は、「小山のおうち」の一室で、あらためて息子の勝一郎さんにうかがった。

佳代さんは息子との二人暮らしである。

「普段の生活といっても、トイレに行ったり食事をしたりとかは自分で出来るので、僕がやるのはお袋に薬を出したり、食事の用意をしたり、ここ（小山のおうち）に来る準備をするぐらいです。一緒に暮らしているといっても、ただ家にいるだけという感じで、基本的に家では何もさせていないんです」

「二人で家にいると口喧嘩になることはないのですか？」

「高橋先生曰く、家で怒られたら居づらいじゃないですか。『あんた、またこんなことして』とか四六時中言われたら嫌ですよね。だから外に出るそうだけど、うちなんか怒るどころか、家の中ではほとんど会話はないです。怒っても仕方がないでしょ、治るわけでもなし。そう思うとだんだん話もしなくなっていくんです。そんなわけで、お袋も家にいると暇なもんだから、（佳代さんの利用日以外でも）ここまで歩いてくるんです。家から歩いて五分ですから。ここに来れば楽しいと分かっているんです」

だからといって冷めた関係かというと、そうでもないらしい。

「これから京都のほうに旅行するのですが、二泊三日で出かけると言ったら、えらい不機嫌な顔されましてね。仕方がないから一泊二日にしました」

勝一郎さんは、母を無視しているのではなく、余計な干渉はせず距離をおいているだけで、それなりに気を遣っているのだ。佳代さんが家にいるときは決して一人にはさせないことでも分かる。一定の距離を保ちながら、期待もしないし期待もされない関係だから、母子がいがみ合うこともない。佳代さんも責められないから、物忘れがあっても周辺症状が出ないのだろう。高橋さんは「佳代さんは認知症というより、老化そのものですよ」と言った。

高齢者が敬われる社会に

介護保険法は認知症を「日常生活に支障が生じる程度にまで認知機能が低下した状態」と定義しているが、ここには周辺症状（BPSD）は含まれていない。認知症になっても周辺症状がないケースもあるからだ。東京都健康長寿医療センターの調査では、認知症の人の約三割に周辺症状（BPSD）がなかったという報告がある※3。周辺症状は必ずしも認知症につきものではないということである。

あらためて言うが、周辺症状は、物忘れなどをきっかけに、家族関係などを背景にして二次的に起こるものであって、脳の器質的な問題で起こるのではない。「病」とは無関係なのである。周辺症状がなければ、あとは中核症状である。

主な中核症状は記憶障害だが、では物忘れは病なのだろうか。歳をとったら誰でも物忘れをする。それを病気とするなら、自然の摂理である老化が病気になってしまうだろう。それなのに、物忘れがつらいと嘆くのは、この社会が物忘れをする老人を見下してきたからであって、認知症の人の責任ではない。老いたら物忘れは当たり前と受け止める社会なら、誰もがそれをつらいと思わなくなるはずだ。そのことは「小山のおうち」が実証している。

利用者が送迎バスを待っている間に、私は八九歳の明夫さんに話しかけた。「生まれは出雲ですか?」とたずねると、明夫さんは「そうですが、ここは出雲のどこですか?　施設ですかね」と、のんびりとした声で言う。私が「小山のおうち」にいることを説明すると、明夫さんがため息をついた。

「ボケてしまってね。ボケたら相手にされませんね。人並み扱いから外れます。あんたはアテにならんということでしょうか。まぁ、人並み扱いはされませんね。歳が歳だけに、私だけがボケてしまって……」

私は驚き、「ここにいる人はみんな明夫さんと同じですよ」と言った。

「そんなことはないでしょ、私だけですよ……。ん、そうですか?」

「物忘れで困ったことはありませんか?」

「物忘れ? さあ、先のことは考えんで、成り行きにまかせちょります」

「今は楽しいですか?」

「楽しいというより、これが当たり前だと思っちょるけ、何が楽しいかと言われても、さあ……このまま往生できますかな……。ん? あんたは誰ですかね? ここはどこですか?」


二歳年上の妻は入院していると聞いたが、明夫さんの中では一緒に住んでいるらしい。「不安はありますか?」とたずねると、「さあ」と言った。

「可愛くボケる」という言葉がある。認知症になっても物忘れを気にせず、縁側で日向ぼっこでもしながらおしゃべりに興じるようなイメージだ。「小山のおうち」ではそんな利用者をよく目にする。そのせいか、明夫さんには、よくしゃべってよく笑う他の利用者が、認知症でない普通の人に映り、自分だけが認知症だと思っているのだ。でも私には、穏やかな顔の明夫さんこそ可愛くボケているように思える。

可愛くボケて周辺症状がなければ、誰が見ても単なる老化にすぎない。かつてそんな老人だけの村が実際にあったのである。

まだ認知症が痴呆と呼ばれていた五〇年ほど前のことである。当時の東京では「痴呆老人」の半数に周辺症状がみられたそうだが、沖縄の佐敷村《さしき》（現在の南城市）で調査すると、周辺症状のある人は皆無だったという。その理由として、

〈佐敷村のような敬老思想が強く保存され、実際に老人が温く看護され尊敬されている土地では、老人には精神的葛藤がなく、たとえ器質的な変化が脳に起っても、この人達にはうつ状態や、幻覚妄想状態は惹起されることなく、単純な痴呆だけにとどまるのではないかと考えられるのである〉※4

と調査報告は伝えている。

老いを汚い、鈍い、役に立たないなどと拒絶するのではなく、昔の佐敷村のように歳を重ねた老人が敬われる社会であるなら、認知症になっても周辺症状は目立たず、本人も家族も苦にはならないということだろう。同時に社会の負担も軽くなる。家族を困らせる周辺症状は、認知症という「病」がつくりだした症状と思われているが、

実は認知症を排除したい社会が作り出したものなのだ。

参考文献

1　警察庁生活安全局人身安全・少年課「令和5年における行方不明者の状況」2024年7月
2　山口晴保『認知症ポジティブ！』協同医書出版社、2019
3　粟田主一「若年性認知症の有病率・生活実態把握と多元的データ共有システム」東京都健康長寿医療センター研究所、2020
4　真喜屋浩「沖縄の一農村における老人の精神疾患に関する疫学的研究」「慶應医学」55（6）、1978年11月

第五章　高齢者の認知症は病気ではない

認知症はいつから〝病気〟になったのか

高齢者のアルツハイマー病を「病気」と考える必要がないことを最初に教えてくれたのは、東京都立松沢病院名誉院長で認知症の専門医である齋藤正彦医師である。二〇一九年のことだったが、こんなことを言われたのを覚えている。

「医学的な概念でいえば、認知症というのは、それまで持っていた能力が低下して日常生活や社会生活ができなくなった状態のことです。ところが九〇歳をすぎたら、標準的な人でも、認知症とされる人の能力と大差がなくなります。加齢によって生活能力が低下していくのは、器官の耐用年数が切れたからだと思えばいい。自動車だって二〇年も使えばトラブルが起こります。それと同じで、人間の臓器も八〇年九〇年と使えば耐用年数が切れるのだから当然です。脳の神経細胞も耐用年数がすぎれば、認知機能が低下しても不思議ではないということです。そう思えば認知症を薬で治そうとは思わないでしょう?」

齋藤さんが主張する、高齢者のアルツハイマー型認知症を病気と考える必要がない理由は改めて詳述するが、その前に、かつて「痴呆症」といわれた認知症が、いつから「病気」になったのか、齋藤さんの論文「私見　認知症医療・ケアの過去、現在、未来」を中心に時間軸を遡ってみたい※1。

認知症が社会問題になるのは、高度経済成長が進行する一九六〇年代以降である。都市化や工業化をきっかけに家族構成や生活様式が変化していき、認知症の人を家庭内で介護することは家族にとって大きな負担となってきた。手に負えないとなれば、施設に入れるしかなく、その状況を認知症専門医だった長谷川和夫さんがこう書いている※2。

それにしても、当時の認知症の人は悲惨でした。「役立たず」「家の恥」とされ、家庭のなかでも放置されたり、別の部屋に隔離されてしまったり。

家族が家で面倒を見られなくなると、精神科病院や老人病院に預けられました。しかし医療上の治癒は望めないため、ベッドの上で、手や腰を縛られたまま寝かされているだけ。

隔離と収容と拘束。そういう時代でした。

一九八五年の推計では、当時、「痴呆性老人」と言われた認知症高齢者は八〇万人前後いたという。そのうち、約二〇万人が精神科病院や一般病院、特別養護老人ホームなどに隔離されていた※3。

九〇年ごろだったが、地方のある「精神病院」を見せてもらったことがあった。そこには「広間」と呼ばれる中学校の教室二つ分ぐらいの広い部屋があって、パイプベッドがずらっと並んでいた。そのベッドに認知症の人が寝かせられ、半数以上が縛られていたのだ。おぞましい光景だった。当時は認知症の人の尊厳など、微塵も考えられていなかったのだろう。

かねてから厚生省（当時）は「老人性痴呆疾患対策」として認知症の治療を推進していたが、一九九一年、正式に通知したことで精神科病棟に認知症高齢者専用の病棟がつくられるようになった。〈自宅や他の施設で療養が困難な者に対し、これを入院させることにより、精神科的医療とケアを提供する〉ためである※4。それまで隔離するだけだった認知症の人に「医療とケア」を提供しようというわけだ。もちろん医療の関係者は、認知症は病気であると広めていったはずである。都立松沢病院ではこれを見越して「老人性痴呆疾患専門治療病棟」が整備され、一九八八年に齋藤さんはこの病棟の担当医になる。これが認知症の「医療化」の始まりだったというが、認知症の専門家でなければなかなか実感できないかもしれない。

一般的には、一九九九年にアルツハイマー型認知症の治療薬として塩酸ドネペジル（アリセプト）が登場したことが、認知症が「病気」として認知されていく契機になったはずである。

精神科の領域であった認知症が、この薬によって〈精神科から神経内科、老年科、場合によっては脳外科、さらには一般家庭医にまで拡大した〉と齋藤さんは書いている※5。

もっとも、ドネペジルを飲むと神経伝達を活発にさせるので元気になるが、認知症が治るわけではなかった。むしろ薬のせいで、興奮したり怒りっぽくなる人もけっこういたようである。それでもこの薬が評価されたのは、それまでなら認知症と診断しても、その後は訪問介護などに任せるだけだったのが、「医者が患者さんを一カ月か二カ月ごとに診るようになったことです。それによってアルツハイマー病に専門家の目が入り、認知症に対する対応が変化した」と齋藤さんは言う。

治らない薬でも飲み始めたら止められない。患者は長期にわたって定期的に通院するのだから、世間の目に認知症は正真正銘の「病気」と映ったはずである。

さらに認知症の医療化を決定づけたのは、二〇〇〇年からスタートした介護保険制度である。これを利用するには、医師に診断してもらって要介護認定を受けなければならなかった。受診しても治らないのだから治療にはならないが、介護サービスが受けられるので家族には大きなメリットがあった。

認知症というのは〈熱がある、咳が出る、だるい、痛みがある〉というように〈症状レベルの概念〉で、病名ではないと精神科医の小澤勲さんは書いているが※6、認知症になった人には必ず医師が関わるようになったことで、一般社会には正真正銘の病名として浸透していったようだ。

介護保険制度の開始から四年後の二〇〇四年に、それまで「痴呆症」だったのが

「認知症」という呼び名に変わったことも大きい。変更されたのは、〈痴呆という名称が差別的である〉（同前）という理由だった。診断する医師にしても、人格を否定するかのような「痴呆です」という言葉より「認知症の可能性があります」の方が言いやすかったし、患者側も診察を受け入れやすかったのだろう。もっとも、「認知症」という言葉を口にしやすくなっただけで、人格が崩壊するかのような偏見は容易に消えることはなかった。これが、今も認知症の人を不安にさせているのである。

超高齢者になると認知症の人が増える理由

一章（39ページの図1）でもあげたが、八〇歳を過ぎると認知症になる人が急カーブを描いて増えていく。九〇歳を過ぎると六割が、九五歳を過ぎたら八割が認知症である。これを逆に解釈すれば、九〇歳を過ぎたら過半数を占めている認知症の人が「正常」になり、認知症でない人は少数派になって「異常」ということになる。

〈「症状」という用語には、「同年齢の健常者には通常はみられない」、すなわち「異常な状態」という意味合い〉があり、これを平たくいえば〈健常者が誰でも行うものは正常な行動、ごく少数の人が行う行動は異常〉なのだと山口名誉教授は書いている※7。非常に単純で分かりやすい。そこでこれを当てはめれば、確かに九〇歳で認知症になった人は、四〇歳の健康な人から見れば「異常な状態」だが、同じ九〇歳代の人からすれば、多数がそういう状態なのだから異常ではなくなる、つまり「病気」とは呼べないということである。

「若年性認知症の人の能力は正常から大きく外れていますから、これは明らかに病気です。その一方で、九〇歳以上の人は検査すれば二人に一人は認知症になり、その大部分はアルツハイマー型ということになります。認知症を鑑別するMMSE（ミニメンタルステート検査）や長谷川式（認知症スケール）の検査は年齢別ではないので、高齢になると標準的な人でもボーダーラインより下になるのだから当然です。これを病気と呼ぶ必要はないでしょう」

齋藤さんはこう説明してくれた。これをあえてたとえると、一〇〇メートルを一〇秒台で走っていたアスリートが、歳をとったせいで一三秒、一四秒と遅くなったために「あなたは病気です」と言われるようなものかもしれない。

図2 正常加齢と認知症

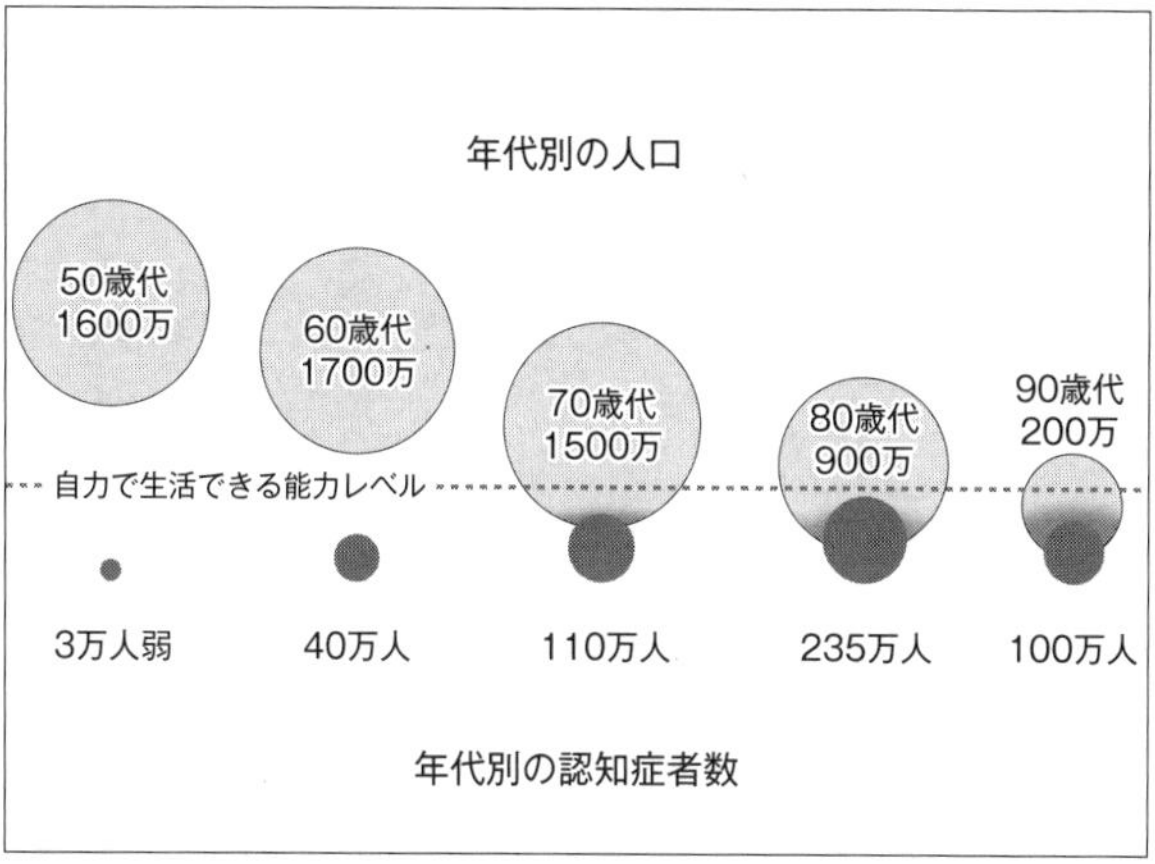

人口は総務省2018年12月予測値、認知症患者数は朝田厚労科研2013による

では、認知機能の低下は加齢による現象なのか、それとも加齢変化という範囲を超えた認知症によるものなのだろうか。また、その違いはどこにあるのだろう。

齋藤さんは上の図2を示しながらこんな説明をしてくれた。

グレーの円の大きさは年代ごとの人口を示していて、黒い円は認知症と診断された人のそれである。円の高さは年代ごとの標準的な知能の高さである。一般的な知能検査では、年齢に関わりなく同じテストを行い、各年代の標準となる成績をＩＱ（知能指数）一〇〇とする。グレーの円の高さは、各年代でＩＱ一〇〇と評価されるために必要な成績を示している。
齋藤さんによれば「五〇歳の人が知能検査を受けて、もし九〇歳のＩＱ一〇〇と同等の成績をとれば、軽度発達障害になる」という。ＩＱの数字が同じでも、年齢によってこれほど違うのである。

さて、この図の五〇歳代の円の下に、黒い小さな丸がある。これは若年性認知症の人だが、「五〇歳代の標準的な能力との差は歴然としていて、この年代で発症する認知症は明らかに病気と考えていい」という。微妙なのは七〇歳代だ。前半は認知症になる人は四％前後と少ないが後半になると二桁台になり、そこから上昇カーブを描いて、八五歳をすぎると四割以上の人が認知症になる。この年代になると、標準的なＩＱの人でも認知症の人の能力とあまり変わらなくなる。つまり、八〇歳代を過ぎると正常な老化でも、認知症との区別がつかなくなるから、認知症と診断される可能性が高くなるということだ。

これが、超高齢になると認知症の人が増える理由である。

人間、歳を重ねていけば、個人差はあるものの、記憶力や判断力、理解力など認知機能が衰えていくのは自然の摂理だろう。齋藤さんは言う。
「医学的な概念でいえば、認知症はそれまで持っていた能力が低下して、日常生活や社会生活ができなくなった状態ですが、九〇歳代の人なら半分がそうなるのですから、それを医学的に病気であると診断することに意味があるでしょうか」

一〇〇歳になったらみんな認知症？

病気には必ず原因がある。ところがアルツハイマー型認知症に関しては、いまだに原因がはっきりと分からないまま、超高齢者の半数以上がこの「病気」にかかっているのである。そんな「病気」が認知症以外にあるのだろうか。

八五歳を過ぎると半分近くが認知症と診断されるのは、先にも述べたように、標準的なＩＱの人でも、認知症の人の能力とあまり変わらなくなるからである。正常な老化であっても、超高齢になれば認知症と診断される可能性が高くなるということだ。

二〇一三年、朝田隆医師（当時筑波大学教授）らによる認知症の全国的な実態調査によって、それまで認知症有病者数は二百数十万人と推定されていたのに、実際はその二倍ちかい推定四六二万人もいると算出して世間を驚かせた※8。そこから計算して、二〇二五年には七〇〇万人を軽く突破するという報告は当時の社会問題にもなったが、考えてみれば二〇一三年から二〇二五年までの一二年間だけで、推定五〇〇万人もの高齢者が増えるのだ。それに比例して認知症の人が増えるのは当然なのである。最近も「認知症2040年に584万人」という記事が出たが※9、これも同じことだ。

ちなみに、高齢者の認知症とは違って、明らかに病気である若年性認知症の人は、少なくとも二〇〇九年から三万人台の半ばで推移していて、この数字はほとんど変わっていない※10。

最近は「百寿者」という言葉がよく使われる。一〇〇歳まで生きたいと望む人が少なくないからだろう。だが、単純に認知症の年齢別有病率のグラフ（39ページ図1）を伸ばしていくと、一〇〇歳を超えるころには、特に女性はほとんどが認知症になるようだ。むろん必ずしもそうなるとは限らないが、期待していた一〇〇歳を迎えても、認知症になっている可能性が高いことはいえる。

ところで、数年前にイギリスやアメリカで、認知症の発症率が低下しているという報告があって驚いたことがある。日本では相変わらず増加を続けているのに不思議だったが、齋藤さんはこんな例を教えてくれた。

「九〇歳ちかいお母さんが、娘さんに連れられて診察に来られました。認知症と診断してもらわないと介護保険のサービスが使えないので、ケアマネに確定診断してもらえと言われたそうです」

老化が進めば物忘れをするのが当然でも、認知症と診断されないとサービスが受けられない仕組みがあるから、生活上の問題がなくても、病院で認知症と診断を受ける必要があるのだ。これが、日本の認知症の発症率を上げている原因の一つだろう。

困るのは記憶障害より実行機能の障害

齋藤さんは、認知症になった母親が残した日記を分析して『アルツハイマー病になった母がみた世界』（岩波書店）を出版したが、そこに書かれた母親の日記を軸に、認知症と診断された母親が認知症とどう向き合ったのかをたずねた。

齋藤さんの母は二〇一一年に八七歳で亡くなったが、終戦の年に東京女子大を卒業した才媛で、夫が他界してからは広い一軒家に、娘である齋藤さんの妹と二人で住んでいた。六〇歳代の半ばをすぎても短歌、映画、音楽会、展覧会などに出かけ、七〇歳を過ぎてシルバーエアロビクス、習字、生け花、スペイン語、ピアノ教室と何でもチャレンジする活動的な女性だった。彼女は亡くなる二年前まで日記をつけていて、齋藤さんはそこに残された認知機能低下に関する記述から、〈母の生活と心の有り様〉を分析している[※11]。

　母親は活発で社交的な女性だったという。

「運動はもちろん、教会に行ったり短歌を出版したり、外国語の勉強をしたりと、認知症の予防にいいということはほとんどやっていました。それでも、こんなはずじゃないと思うほどできないことが増えてきて、どんどん憂鬱になっていくのです。ただ、母の日記を読むまで、あれほど不安になっているとは思いませんでした」

　たとえばどんな不安なのだろうか。

「ある日、蕗《ふき》を煮るのですが、焦がして鍋を壊しました。翌日、タイマーをつけたらうまくいったのですが、今度は一緒に料理していた別の煮物を焦がしてしまいます。

『もう一つの鍋が焦げて大ショック』と書いている。失敗したことは覚えているんです。そういうことが重なって、自分がボケたんじゃないかしらと思ったようです」

その後も母親は認知機能の低下に苦しむのだが、周囲はそれを認知症と思いたくなかったようである。なにしろ、認知症の診断を受けても、言語性IQが一三七もあり、「八〇代のおばあさんを並べて競争させたらトップになるような成績」だったのだから、医師もアルツハイマー病ですとは言いにくかったのだろうと齋藤さんは推しはかる。

「『記憶の障害はありますが、こっちは素晴らしい成績です』と言われると、それだけを覚えていて、日記には『ひどいものではなかったらしい。ひと安心』と書かれていた」そうである。

彼女を苦しめたのは、得意のはずだった料理で失敗が重なったことだった。たとえば、グラタンを作ろうと思ったのにスパゲティーを茹でていたこともある。彼女にはグラタンなど「なんでもない料理」だったのに、失敗すると作り直すことができなかったり、味がおかしかったりで「とてもショック」と書いていた。

「タイマーを見ながら料理に集中するのですが、味噌汁ができたのにご飯が炊けていなかったりします。お料理がうまくできないのは実行機能の障害です。認知症の人が本当に困るのは、記憶障害よりも実行機能の障害なのです。実行機能の障害は生活の質を落とします。料理ができないのだったらラーメンに卵を落とすとか、レトルトのご飯を買ってきて、おいしいインスタント味噌汁を作るとかすればいいのですが、母は頑張って今まで通りにやろうとするから、どんどん生活が破綻していくんです」

齋藤さんは、このあたりの母親の心の裡《うち》をこう説明してくれた。

「アルツハイマー病の物忘れは、忘れたという認識がありません。忘れたのではなく最初から覚えていないのだから、質が違うんです。たとえば、誰かと話をしていて『玲子さん(母親の名)、それ、さっきおっしゃったんじゃない?』と言われても『あ、しまった!』と思わないのです。覚えていないのですから。『えっ? そうだったの?』と思うだけです。料理に失敗すれば、その事実は分かりますが、どこで、どう間違えたのかが思い出せません。そういう経験を積み重ねると、なんか変だと思わない人はいません。母も、自分の身に何かが起こっていると感じたはずです」

ただ、二〇〇四年当時の日記に、スマトラ島沖地震の感想を綴り、「心が痛む」と記しているあたり、十分な理解力と判断力は維持していた。

これが二〇〇六年（八二歳）になると、固有名詞の空欄が増えたり、同じ内容のものが書かれたりと、次第に日記は変質していく。年間の三分の一は「忘れた」「失敗した」「ボケた」という表現がみられ、「このまま呆けてしまうかと思うと不安」とも書かれていたそうだ。自分が認知症であることを自覚し始めたのだろうか。

そんな彼女が大学病院で認知症の診断を受けたのは二〇〇七年、八三歳のときだ。

もし齋藤さんが主治医ならどう診断しただろうか。

「物忘れは正常加齢の人にもありますが、では、そのような人たちすべてが、お料理ができなくなるかといえばそうではない。より広範な認知機能の低下が起こらなければ、そういうことにはなりません。母の認知機能は八〇歳前後から正常な加齢より下のほうに落ちてきています。その頃にもし診断していれば、ＭＣＩ（軽度認知障害）と言ったと思います」

超高齢者になれば、みんな認知機能が低下するのだから、認知症かどうかの見分けがむずかしくなってくる。ただ、母親のように実行機能に障害があらわれたケースを診断すれば認知症になるだろうが、それをあえて「病気」と呼ぶ必要はない――。齋藤さんが示唆しているのはこういうことだろうか。

彼女は次第に日常生活が苦しくなってきた。同居する齋藤さんの妹もフルタイムで働いているから、日中はどうしても一人になる。すると不安になってきて、齋藤さんや齋藤さんの妹さんたちに電話をすることが増えてきた。そこで齋藤さんとそのきょうだいは、母親を一人にできないと判断して、安全な老人ホームに入居させた。母親が亡くなるのはこの三年後である。

入居したのは、齋藤さんの自宅に近い施設だった。仕事が終わって帰る途中に、必ず母親に会ってから家に帰ったという。さらに妹も休みごとに訪ね、齋藤さんの弟はたびたび母を旅行に連れて行ったというから、さぞかし満足していたのだろうと思ったら、どうもそうではなかったらしい。頻繁に電話がかかってきたのだ。

「母からの電話で一番多かったのは昼の一時前後でした。食堂でランチを食べるときは周囲に大勢いるから適当に話を合わせているのですが、自分の部屋に戻って一人になると『あれ、ここはどこだろう』と思うんですね。なんで知らない人と話をしたんだろう、お食事をしたけどお金を払っただろうかとなればものすごく不安です。すると僕らに電話をかけるんです。何度もかけるんで『もう五回目だよ』とか、少し強く言ったんでしょうね。日記には『ＴＥＬかけすぎて叱られる』と書いているんです」

やはり彼女も「叱られた」と感じたようだ。

齋藤さんは、もっと早く施設に入れてあげればよかったという。

「お袋は老人ホームに行きたいと言っていたんです。だったら早く入れてあげればよかった。症状が進んでから入所すると、周囲との意思疎通がうまくいかず、仲間ができにくいのです。すると孤立します。お袋も、ギリギリまで頑張らず、早めに老人ホームへ移っていれば、また違っていたかもしれませんね」

撤退戦を考える

彼女が老人ホームに入居するという選択の以前に、どう対処していればよかったのだろうか。齋藤さんは「八〇歳になったら撤退戦を考えるべき」だという。

「母の日記を読んで、もし僕が一緒に住んでいたら、もっと早くから生活のダウンサイジングをさせていたと思う。ダウンサイジングしていたら、母はあんなにオロオロしないで暮らせたのではないか。母の能力も維持できたと思う。ダウンサイジングできなかったから深刻だったんです。一番困ったのは本人だったと思いますよ」

ダウンサイジングとは、たとえば自分で料理を作るのがむずかしければ、無理せず誰かに任せるとか、あるいは宅食サービスを使うなどして無理に頑張らないことだ。

「母は危ないと思ったら頑張ります。頑張れば頑張るほど、お仲間は困るんです。周囲は『大丈夫かしら』とハラハラしながら見守っているのです。そのうち認知機能は急速に落ちていきます。そうなってからでは撤退戦はむずかしいでしょうね。だからこそ、意図的にダウンサイジングしなければダメなのです。それも元気なうちに。七〇代に入ったら歳のとり方を考えておくべきです。母のことでいえば、外出や習いごとを減らすなど生活を意図的にダウンサイジングすべきでした。出来ないことは頑張らないことです」

「名誉の撤退、ですか？」

「そう、認知症になると、将来に対して計画を立てたり、それを実行したりすることができなくなります。そのときでは遅いのです。できればもっと早い時期に撤退戦を考える。それを一緒にやってくれる人がいればすごくいいですね。いまは認知症になって、生活が破綻してから援助が入りますが、それでは遅いのです」

歳を重ねれば出来ないことは増えてくる。それを無理に頑張るのではなく、出来ないことは素直に認めて他人に任せるとか諦めることが大事なのだろう。

最近はリハビリパンツの進化で、「弄便《ろうべん》（大便を素手で触ったりする行為）」という言葉も聞かなくなったが、知人の医師は失禁があるわけでもないのに自らリハビリパンツをはいている。その理由をたずねると「今から慣れておけば、いざというときに受け入れやすいから」と言ったが、これも撤退戦の一種かもしれない。

「体が元気なうちに準備しておくことです。本人は撤退戦を受け入れ難いかもしれないけど、八〇歳代になれば誰だって撤退戦にならざるを得ません。兵站《へいたん》が尽きて野垂れ死にする前に、少しずつ後ろに下がったほうがいいこともあるんです」と齋藤さん。

「撤退戦」のことを、「小山《おやま》のおうち」に通所している方の家族に話すと、大きくうなずきながら、こう言われた方がいる。

「歳をとると急激に体調が変化します。八〇歳で撤退するのもいいと思いますが、私ならまだ元気な七〇歳代で撤退したいですね」

撤退戦の前に、自分の体力や能力の限界を知っておくことだろうか。

ただ、今の世の中は健康ブームで、八〇歳でエベレストに登頂した人や、九〇歳でマラソンにチャレンジする人など、健康な高齢者がいかに素晴らしいかが評価される時代である。そんな超高齢者もいなくはないが、絵にかいたような理想が喧伝《けんでん》されればされるほど、そうでない人はかえって息苦しくなる。健康寿命を延ばすことはいいことだが、それがトレンドになってしまうと、もはや恐怖でしかない。

認知症には医療対策ではなく老化対策

二〇一九年一月、認知症施策推進のための有識者会議に参考人として呼ばれた齋藤さんは、認知症の「脱医療化」についてこう語ったそうだ。

後期高齢者が２０００万人に迫る現在、アルツハイマー病に代表される認知症の原因疾患を医学的に征服しようという欲望は捨てて、老化による心身の不具合（認知機能の低下を含む）、家族介護力の縮小を所与の条件として、日本人の生活を維持できるような社会の創造を進める必要がある。※12

アルツハイマー病は、いまだに治せる見込みは見えていない。そのことにこだわるよりもむしろ、〈医学の分野でこれからの超高齢社会を支えるために重要なのは、認知症の専門医療ではなく、加齢現象全体をサポートできる（略）地域医療である〉（同前）と齋藤さんはいう。医療に依存するのではなく、地域医療も加わった福祉的対応を優先すべきだと。現実的で正論だと思うが、ほとんど無視されたそうだ。認知症が完全に医療に組み込まれた今、脱医療化なんて到底受け入れられなかったのだろう。

「認知症に関しては、今も脱医療化をはかるべきだと思っています。認知症はこれから八〇歳、九〇歳代がメインになってきます。病院に来てアルツハイマー型認知症と診断しても、九〇歳代なら半分がそうですから、医学的な診断をすることに意味がないのです。この人たちには高額の検査や何百万円もする薬を投与するより、老いに伴走するような医療が必要ではないですか。当然、医療の役割は小さくなりますが、代わりに社会全体で彼らを見守っていくべきで、認知症の脱医療化はそのためなのです」

代わりになるシステムがあるわけでもないが、「昔は理想的な家族なら持っていたような（ケアの）機能を持続的に代替できるソーシャルシステム」がイメージとしてあるそうだ。軸になるのはソーシャルワーク（社会福祉援助）だという。ただ日本のソーシャルワーカーは医療機関などに所属するから、どうしても組織の利益が優先される。そうではなく、自律的なソーシャルワーカーでなければならないと言った。

「介護保険の問題もあります。サービスを使うのに医療の診断がないので受けられない人もけっこういます。日常生活に困っていても、正常加齢の人はサービスを使えません。介護保険ができた四半世紀前はそれで良かったかもしれませんが、今は当時と状況が違うのだから、介護保険の枠組み全体を考え直すべきです。たとえば、八〇歳、九〇歳の人で生活の援助が必要なら、すぐ手が届く制度にすることです」

政治や行政に関わる人は、日本の社会福祉負担がこれ以上増えては困るという。しかし、GDPに占める社会保障給付費の割合をみると、日本の福祉（介護を含む）コスト（四・六％）は、日本より高齢化率が低いドイツ（八・〇％）やフランス（八・三％）のわずか半分程度（二〇一三年）にすぎないのである※13。これを多いと主張するほうが異常ではないだろうか。

誰もが認知症になる

齋藤さんよりさらに踏み込んで「高齢者の認知症というのは病気ではなく、誰でもなる一種の老化現象」と断言する専門家がいる。老年精神医学の権威である松下正明東京大学名誉教授である。

なぜ「病気ではない」と断言するのだろうか。

松下さんは、一九九八年に東京大学医学部教授退官後、東京都精神医学総合研究所の所長、および、都立松沢病院院長を兼任した。二〇〇九年に退任すると、東京都健康長寿医療センターの理事長に就任。日本の認知症医学を四〇年以上にわたって牽引してきた研究者である。さらに、「痴呆症」が「認知症」という名称に変わった経緯にも関わっている。

松沢病院の院長だったころだ。厚労省の「『痴呆』に替わる用語に関する検討会」で候補にあがっていたのは「認知障害」だった。これは統合失調症に関わる概念だったから委員も躊躇したのだろう。松下さんは厚労省から意見を求められ、「認知障害では混乱するだろうから、認知症にしたらどうか」と提案した。これに検討会の委員だった当時、高齢者痴呆介護研究・研修東京センター長をしていた長谷川和夫さんが賛成して決まったという。

その松下さんに改めて「病気とはなにか？」とたずねた。実は、世界保健機関（WHO）も「健康」の定義はしているが「病気」の定義をしていないのだ。するとこう言った。

「大雑把にいえば、限られた人に病変（病気によってあらわれる身体や精神の変化）があって、それに見合った症状がみられること」

きわめて明快だった。

日本の若年性認知症の人は三・五万人前後で推移していて、有病率は一八歳〜六四歳の人口のわずか〇・〇五％にすぎない。この定義からすれば明らかに「限られた人」の「病気」である。その一方で、高齢者の認知症は、たとえば八〇歳代後半なら約四〇％にもなるから病気といえなくなる。

松下さんが「認知症は病気なのか？」と疑ったのはずいぶん前だったという。

「東大で医者としての訓練を受けてから、自分の専門分野を選んで研究していました。一九七〇年ごろですが、そこで認知症の人や正常な老人の死後の脳変化を調べるため、解剖ばっかりやっていました。すると病変がない正常な老人にも、アルツハイマー型認知症に特有のアミロイドβやタウたんぱくの蓄積が見られたのです。異常な人とは量的に違いますが質的な差異はなく、どちらも連続して移行しています。脳の病変が健常な人にみられる変化と連続しているのに、これを病気とするのはおかしいのではないか。そんな疑問から、アルツハイマー型認知症は独立した病気というより、老化現象と連続した状態ではないかと考えました。こういう現象を私が理解したのは、一九七二、三年頃です」

脳の血管障害（脳卒中など）が原因で起こる血管性認知症や、レビー小体という異常なたんぱく質で起こるレビー小体型認知症は、ある時期を境にして脳に健常な人にはみられない異変が起こって発症するが、アルツハイマー型認知症だけは病変が連続していて違うという。

「質的な変化があれば病気にしてもいいと思いますが、病気か病気でないかの境界線がはっきり分かれておらず、単にちょっと量が多いからこの人は病気だというのは、病変が連続している状態では無理があるということです」

老眼を例にとれば、歳とともに低下していく視力を、〇・一以上なら正常で、それ以下は病気だといっても誰も納得しないだろう。老眼を病気だと思わないのは、大半の人は歳とともに老眼が進行していくからではないか。

松下さんが、認知症の高齢者と正常加齢の高齢者に差異がないと考えた背景には、二〇世紀初頭にこんな報告があったことも影響したと、医学専門誌・週刊「日本医事新報」（2016年11月19日）に寄稿している。

1910年、プラハ大学のフィッシャーとミュンヘン大学のシムヒョーヴィッツによって、臨床症状においても老化性脳病変においても、アルツハイマー型認知症と正常加齢者との間には質的な相違はなく、量的な差異しか存在しないことが明らかにされて、やっと両者の間には連続性があることが結論づけられました。爾来、特に神経病理学を専門とする認知症学者の間では、正常加齢とアルツハイマー型認知症は、相互に連続性がある状態とみなされてきました。※14

ドイツ人医師のアロイス・アルツハイマー博士は、記憶障害や妄想などを起こした女性が五一歳で亡くなると脳を病理解剖して調べた。その症例から「アルツハイマー病」と報告したのが一九〇六年のことだ。そのわずか四年後に、こんな研究が発表されていたとは意外だった。

松下さんは右のように書いた後、こう続けている。

私は、私自身の神経病理学的研究によって、1910年の彼らの報告を是とし、

「両者に連続性がある」という状況を「アルツハイマー型認知症は病気でない」という文言に置き換えて表現しています。つまり、アルツハイマー型認知症においては、老化性脳病変がきわめて高度にみられるという意味では異常な脳の状態ではありますが、超高齢者になると、同様の脳病変がみられても必ずしも認知症を呈さないという意味では、病気ではないと考えられるからです。

高齢者の認知症は異常であっても、病気ではないと断定しているのだ。

松下さんが「両者（認知症と正常加齢）の間に連続性がある」と強調するのは、高齢者の「アルツハイマー型認知症は病気ではない」ことの証明でもあるからだろう。「連続性がある状態を、ここまでは正常でこれ以上は病気だと恣意的に決めるのは、医者の傲慢《ごうまん》ではないですか」と松下さんは言った。

認知症が病気でない理由

異常といえば、六〇歳ぐらいから徐々に増えているアルツハイマー型認知症が、七

○歳代半ばをすぎると指数関数的に増えるのもかなり異常だろう。
「私の臨床経験では、認知症の中でもアルツハイマー型認知症は、六五歳以上の人で全体の約五〇%を占めます。残りは血管性認知症やレビー小体型認知症などですね。それが八五歳以上になると積算するように急増し、九割近くまで占めます。つまり高齢者の認知症問題というのは、アルツハイマー型認知症の問題だということです」

四大認知症の中でも血管性やレビー小体型は原因がはっきりしているが、アルツハイマー型認知症だけは違うと松下さんは言う。

「アルツハイマー型認知症は、㈠アミロイドβというたんぱくが神経細胞以外のところに溜まっていきます。それとは別に、㈡神経細胞内でタウたんぱくに異常が生じて神経細胞が萎縮し、機能を失っていきます。これに㈢海馬などを中心に全般にわたって神経細胞が萎縮する異変を加えて〝老化性病変〟といっていますが、この三つは正常な人でも高齢期になれば誰でも脳の中で起こっているのです。ただ、人によって増え方は違います。増え方が小さければ九〇歳でも正常ですが、大きければ認知症が生じます。たしかにその状態は病的で異常なのですが、異常だからといって病気という

図3 加齢にともなう脳病変の変化

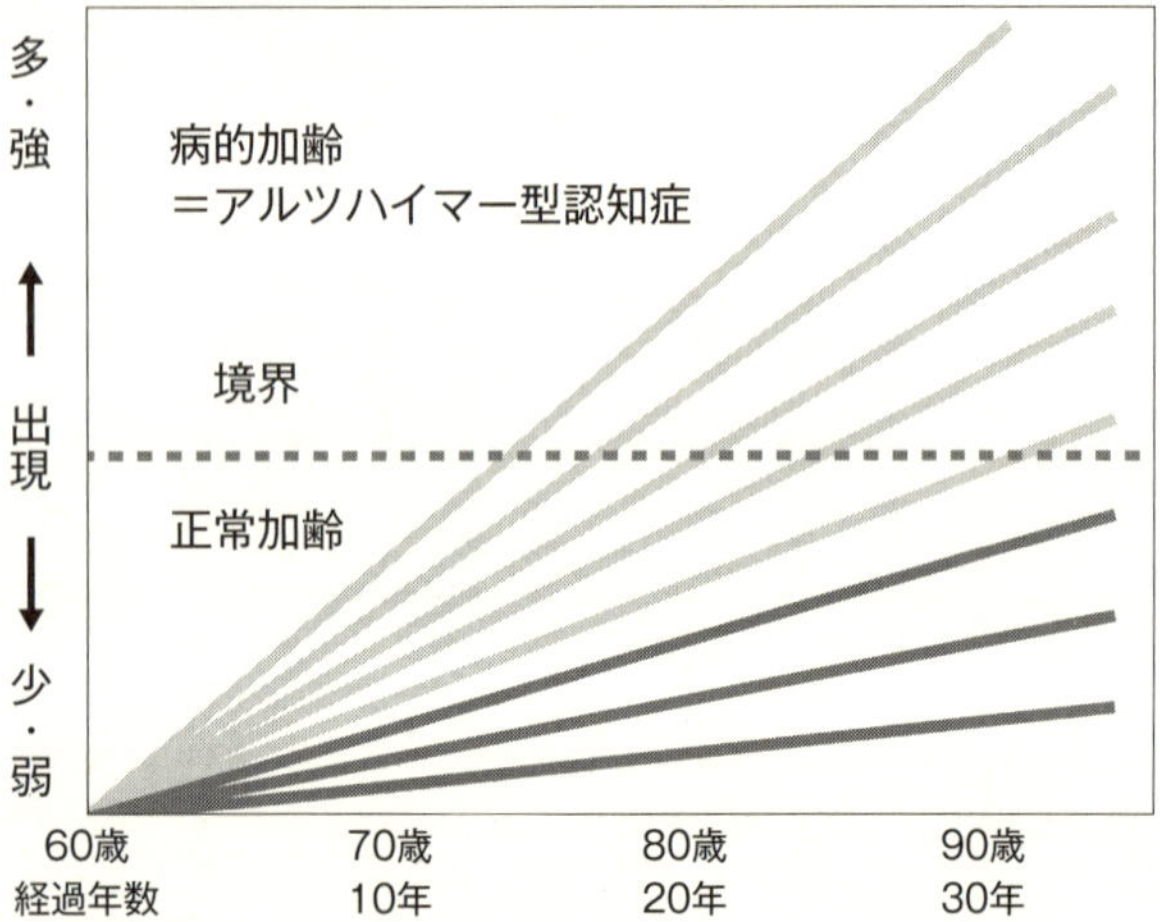

のはおかしいのです」

そう言って示してくれたのが上の図3である。斜めの線は一人ひとりの人間の脳病変の変化を示している。それぞれの起点を六〇歳にそろえ、年齢とともにどう増えていくかを示したのがこの図だ。中央にある横線は、正常加齢とアルツハイマー型認知症の境界線である。つまり、この線を超えると認知症の症状が出てきますよ、というラインである。

「人によっては傾き方がゆるいために、九〇歳を超えても正常だという人もいます。反対に七〇歳代の半《なか》ばでラインを超えて認知症になる人もいます。血管性認知症は脳

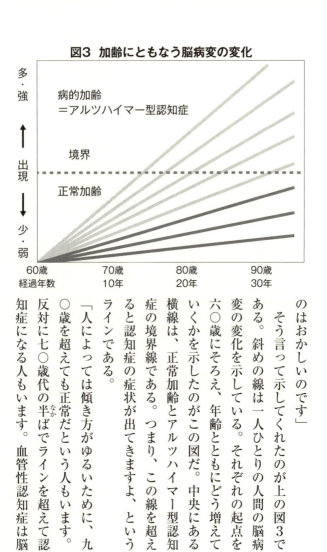

梗塞がなければ起こりませんが、アルツハイマー型は連続して移行するので区分できないのです。横線を上にずらせば認知症の人は少なくなり、下にやれば増えます。きわめて恣意的なわけです。アルツハイマー型は、状態が異常でも、それを病気にするのは間違っていて、加齢に伴ってあらわれる病的状態と見なした方がいいのです」

松下さんは「異常であっても病気でないものはたくさんあります」と、加齢にともなう老眼や難聴、薄毛などをあげた。そして「難聴になったら病気だと考えますか？普通は考えません。人によって違いますが、脳だって老化するのです」と言った。

通常、難聴になったら補聴器を、老眼には老眼鏡を備えれば生活に支障はない。認知症を日常生活に支障がない状態に戻す道具はないが、他者に支えてもらうことで日常生活を送ることができる。そう考えると、高齢者のアルツハイマー型認知症を病気とすることには無理があるだろう。

松下さんはこう言った。

「認知症は高齢になるとともに急カーブを描いて増えていきますが、このカーブはどこの国でも同じなのです。ということは、増える原因は老化であると考えるのが妥当ではないですか。老化による症状は、病気と別扱いにしないとだめです」

正常加齢と病気

松下さんは二〇二四年の時点で八六歳だ。「お元気ですね」と言うと、松下さんは小さなため息をついた。「耳は遠くなる。小さな文字は〝天眼鏡〟がなければ読めない。パソコンを打てばミスだらけ。記憶力も落ちて、ありふれた言葉が出てこないのは困ったもんです」とつぶやく。それでも二〇二三年までは民間の病院で患者を診ていたというので私はたずねた。

「高齢の患者さんたちに、老化だと説明して納得しますか？」

松下さんは間髪を入れずに言う。

「正常加齢の範囲内に収まるのか、それとも病的としてとらえるのか、区別をつけることが基本です。診察に来られた方が八五歳以上になると、僕の診断基準は緩くなって、多少の物忘れがあって生活に支障があっても、当たり前だから気にする必要はないと言います。診断はするけど、診断名は正常加齢ですね。患者さんの約二〇％はそうです」

「何を基準に区別されているのですか?」

「MRIやCTでみて、海馬の萎縮の程度で区別しています。正常加齢ではそんなに萎縮しませんからね。なかには萎縮はあまりないのに、記憶障害がひどい方もいます。その場合は、とりあえず正常加齢と診断して、しばらく様子を見ます」

高齢になるにつれて脳は少しずつ萎縮するのだが、アルツハイマー型認知症の人は新しい記憶を保存する海馬が、脳全体の萎縮にくらべて著しく萎縮するといわれている。そのために病気としか思えない状態になることもある。そこでこうたずねた。

「幻覚幻聴があっても正常加齢なのですか?」

「普通の人だって、蛇口から出る水の音が、人がしゃべっている声に聞こえたりするんです。それを病気にするのは医者の悪い癖です。九〇歳を過ぎると耳の遠い人は特に幻聴が出やすく、目が悪い人は幻視が出やすくなりますから、そういう異常は当たり前なのです。カーテンのしわが人の顔に見えたりするのもよくあることです」

シミュラクラ現象やパレイドリア現象（いずれも錯覚現象）などがあるほどだから、

幻覚幻聴が必ずしも病気とはいえないだろう。

「では正常加齢だと診断しておしまいですか？」

「いえいえ、正常加齢と診断しても突き放すんじゃなくって、たとえば半年後にまた来てもらいます。もし物忘れが進んで生活上、困っているようなら、ほんとの意味での病気ではないという説明を加えたうえで、カルテに病名をつけて薬を出すようにしています」

「薬でよくなりますか？」

「あくまでも一時的です。たとえばドネペジル（抗認知症薬）を使うと、沈んでいるような人に活気が出てきて笑顔も見られます。そういう効果はあっても、何カ月かすると元に戻る可能性はあります。ただ九〇歳を過ぎると薬はむずかしいですね」

「患者さんは、病気じゃないという説明を理解されますか？」

「家族のなかには『先生、あれを病気じゃないというんですか』と納得しない方もいます。そういうときは、病的であることは間違いないが、あなたも八〇、九〇になったら同じようになるかもしれないという認識を持たないとダメだよと説明しますが……」

エイジズムと認知症

松下さんが、認知症は病気でないと主張するようになったのは、公職を離れた二〇一〇年ごろだ。老年精神医学の権威が、認知症は病気でないと主張することに、周囲からの抵抗はなかったのだろうか。

「抵抗は、非常に強いですね」と苦笑いをする。

「なぜですか？」

「医者は、病気でない人に薬を使うことができません。そもそも病気じゃないものは治療の対象にならないのですから、製薬会社から医学界、行政を含め、僕の考えにはかなり抵抗感がありました。医者は理解していると思いますが、表立っては言えないでしょう」

それはそうだ。アルツハイマー型認知症が老化の一過程となれば、研究費の助成は止まるだろうし、医者は診療報酬が得られなくなる。製薬会社だって莫大な投資で認知症の新薬を開発しても無駄になりかねない。

「それなのになぜ病気でないと主張されるのですか？」

「ある調査報告に、『認知症になるのがいちばんつらい』と書かれていたのを見て考えさせられました。老いたらボケることもあるのに、みんな認知症になることを恐れているんです。これっておかしいんじゃないの、と思ったのがきっかけでした。認知症は怖い病気じゃなくて、単なる脳の老化現象だという認識がもっと多くの人に広がっていけば、認知症になってもつらい思いをしなくなるじゃないですか。だって誰もが認知症になるのですからね」

認知症の予防が叫ばれるのも、認知症は恐ろしい病気だと思われていて、自分だけはなりたくない一心からではないだろうか。

認知症を恐れる背景に、認知症になった老人を差別と偏見で見つめる社会の存在を感じる。さらに言えば、その下には高齢者へのエイジズム（老人に対する偏見や差別）が地下水脈のように流れているからではないだろうか。

松下さんによれば、エイジズムとは〈老人であるという理由だけで偏見や差別に曝される現象〉だという[※15]。現実に〈老人は無力で役立たず、無用の存在である〉と見下す社会が今の日本でも広がっている。そんなことはないと思うかもしれないが、日本の高齢者への虐待件数を見ればよく分かるだろう。家族や同居人による件数だけで年間に一万六〇〇〇件余（二〇二一年）、介護施設ですら七三〇件を超えているのである[※16]。相談・通報件数が四万件に迫っていて、実際はこの数倍はあるだろうといわれている。高齢者への虐待がこれほど増えているのは、エイジズムの広がりを抜きには語れない。実はこのエイジズム、認知症高齢者への差別と偏見に通底するものがあるように思う。

日本の長寿社会にはびこる老人へのさまざまな偏見や差別。松下さんは、そんな社会を変えようと抗《あらが》っているのかもしれない。

「認知症は老化」で何が変わるのか

認知症が病気ではなく老化だと認めたとして、では認知症の人の何が変わるのか。残念ながら、症状としては何も変わらない。それでは「認知症は病気でない」と主張する意味がないのではないか。そう思われるかもしれない。でも私は、認知症は特別な病気ではなく、老いれば誰もがそうなることを互いに認め合うようになれば、認知症の人に対する差別や偏見が薄らいでいき、認知症になっても安心して暮らせる社会になるだろうと思っている。それこそ、認知症の人が、認知症をかかえながら、当たり前に生きていける世界ではないだろうか。

認知症の人の多くが不安を訴えるのは、自分が壊れていく恐怖もあるが、それ以上に、社会から「何もわからない人」「まともに話ができない人」「感情がなくなっている人」などと、まるで人間ではないかのように見下され、尊厳をずたずたにされるからではないだろうか。それに対して抵抗すらできない彼ら彼女らは、ただ苛立ち、悲しみ、そして無力感に苛《さいな》まれるばかりである。認知症になった人にそんな苦痛を強いているのは、エイジズムと同様に、社会に満ちた認知症への偏見や蔑視《べっし》なのだと思う。

差別や偏見は、その時代その社会の陰の文化である。社会が変わろうとしないかぎり変わらない。前にも触れたように、『恍惚の人』で有吉佐和子さんが認知症の人のことを「人格欠損」と書いたのは、当時の社会にそんな空気が満ちていたからだ。

それから半世紀たった今も大きな変化がないのは、この国がそれを糺《ただ》そうとしなかったからとしか思えない。かつて「エスポアール出雲クリニック」院長の高橋幸男さんに、認知症の人の徘徊についてたずねたとき、こう言ったことがある。

「徘徊は直截的《ちょくせつ》には家族の対応の問題が大きいのですが、たとえば家族が認知症の人を無視するような対応をとるのは、（二章で述べたように）認知症になると何も分からなくなるといった間違った認知症観を植え付けられたからです。そういう認知症観が広がってしまったのは、国がそれに対して何も対策をとらなかったからです」

ヨーロッパでは認知症の人が精神科病院に隔離されることはないそうだが、日本ではいまだに七万七〇〇〇人（二〇一七年）が入院させられている※17。それなのに、なんら手をつけずに放置しているのは、この国が差別や偏見に鈍感だからだろう。

国の施策にも変化があるではないかと思われるかもしれない。たとえば「認知症とともに生きる」という「希望宣言」がそうだ。認知症に関わる人たちからも好評だが、松下さんはこれに違和感を覚えるという。なぜだろう。

「認知症とともに生きる」の真の意味

二〇二三年六月一四日、認知症基本法（「共生社会の実現を推進するための認知症基本法」）が参議院本会議で可決・成立した。認知症の人との「共生社会の実現を推進するために「認知症の人が尊厳を保持しつつ希望を持って暮らすことができるよう」にと、七つの施策を定めた法律である。

認知症の人や家族の意見を反映したと評価は高いが、果たしてそうなのか。これまで紹介した「手記」にもあるように、認知症の人の多くが「物忘れがつらい」と告白している。認知症と診断された高齢者が、なぜ「死にたい」とまで苦しむのだろうか。認知症の人が〈尊厳を持って社会の一員として〉暮らせることを支援するのが基本法なら、真っ先にやるべきことは、認知症になったことを「つらい」と思わせない社会にすることではないか。果たしてこの基本法でそれが実現できるのだろうか。

この法律が制定される前から、しきりに喧伝《けんでん》されてきたキャッチフレーズがある。

「認知症とともに生きる」

この言葉には、「認知症になった人と共に生きる」と、「自分が認知症になっても認知症と共存しながら生きる」の二通りの解釈がある。

日本では前者の解釈をしがちで、基本法でも、その軸となる概念の「共生社会」を、〈相互に人格と個性を尊重しつつ支え合いながら共生する活力ある社会〉と定めているところからも、認知症の人と共に生きる社会であることがわかる。

だが松下さんは、その前提が間違っているという。

「『認知症とともに生きる』とは、本来、『自分が認知症になっても、認知症の症状をかかえながら幸せに生きる』というのが真の意味なのです。『（家族や社会が）認知症の人をケアしながら共に生きる』ということではないのです」

その言葉どおり、英国のＮＨＳ（国民保健サービス＝National Health Service）では、「認知症とともに生きる」の主語は、認知症をかかえる本人が軸である。

では、松下さんの言う「認知症とともに生きる」とはどういうことだろうか。

「社会がボケをかかえる老人を認め、八五歳以上になれば誰でも認知症になるのだという考えを共有することです。これに対して『認知症とともに生きる』を認知症の人と『共存しながら生きる』と考えるのは、自分は認知症にならないと思っているからです。そうではなく、あなた自身が認知症になったときにどう生きるかが大切なのです。今は老人のことを、ボケたら分からないことを言うとか、頑固で役に立たないとかいって、高齢であることを貶《おとし》める社会です。そんな社会だからこそ、みなさんは認知症になることを恐れているのです」

高齢者の認知症に対する蔑視は、間違いなく老人に対する偏見と差別でもある。松下さんは専門誌に寄稿した「認知症とともに生きる」で、こう書いている※18。

「認知症の人」と特別視するのではなく、人は誰でも高齢になれば、認知症状態になる。したがって、これからの社会では、自分自身が認知症になるという前提で、よりよく生きていくにはどうすればよいのか、そのことが、「認知症とともに生きる」というキャッチフレーズに込められている思いである。

「予防」という言葉の裏に

認知症基本法は「予防」の推進もかかげているが、歳をとれば自力で生活する能力が低下して認知症のような状態になるのは生き物の宿命だ。それにあらがって「予防」しようとしても、自然界の生き物である人間は老化を避けることはできない。

認知症の予防であきらかに有効だといわれているのが「食事と運動」である。いずれも健康寿命を延ばすのに役立つが、寿命が延びれば認知症になる確率も高くなるのだから、結果的にはアルツハイマー型認知症を防ぐことはできない。それなのに、あえて「予防」をかかげるのは、「予防」をビジネスに結びつけようとしているからではないだろうか。

予防にこだわることは自由だが、必死に「予防」を試みたのに、認知症になった人たちに対して、「あなたは努力が足りなかったのだ」「ちゃんと予防しなかったのだから自己責任じゃないの？」というメッセージになりかねず、かえって認知症の人たちが苦しむことにもなるだろう。

松下さんが伝えるこんなメッセージに、私は耳をそばだてた。

「正常加齢と認知症の境界は明らかではありません。つまり、高齢者の認知症は病気ではなく、加齢現象と連続した状態、つまり誰でもなる老化現象なのです。それを〝ここまでが正常で、これ以上は病気〟と決めるのは傲慢ではないですか。今は高齢者であること自体をもって差別される時代です。認知症を恐れないためには、そういう風潮を社会から排除しなければいけません。これが、僕のメッセージです」

それを聞きながら、私は北海道の奈井江町にある方波見《かたばみ》康雄医師の診療所を訪ねたときのことを思い出していた。そこの待合室にこんな扁額が掲げられていたのだ。

子供きらうな
　自分も来た道じゃ
老人きらうな
　自分も行く道じゃ

参考文献

1、5、12　齋藤正彦「私見　認知症医療・ケアの過去、現在、未来」、認知神経科学編集委員会編

「認知神経科学」23（3・4）、2022
2　長谷川和夫・猪熊律子『ボクはやっと認知症のことがわかった』KADOKAWA、2019
3　痴呆性老人対策専門家会議「痴呆性老人対策専門家会議提言」1988
4　厚生省保健医療局長通知「老人性痴呆疾患療養病棟の施設整備基準について」（1991年6月26日健医発第819号）
6　小澤勲『認知症とは何か』岩波新書、2005
7　山口晴保ほか「BPSDの定義、その症状と発症要因」「認知症ケア研究誌」2、2018
8　「都市部における認知症有病率と認知症の生活機能障害への対応」平成23年度～平成24年度　総合研究報告書、研究代表者　朝田隆、2013
9　「朝日新聞」2024年5月9日付朝刊
10　厚生労働省「若年性認知症実態調査」、粟田主一「若年性認知症の有病率・生活実態把握と多元的データ共有システム」東京都健康長寿医療センター、2020
11　齋藤正彦『アルツハイマー病になった母がみた世界』岩波書店、2022
13　厚生労働省「第3回 上手な医療のかかり方を広めるための懇談会」（2018年11月12日開催）

参考資料「社会保障制度等の国際比較について」

14　松下正明「アルツハイマー型認知症は〝病気〟なのか?」、週刊「日本医事新報」№４８３０、２０１６年11月19日

15　松下正明「老人偏見・差別（Ageism）と老人虐待」、池田学編『神経認知障害群』中山書店、２０２３

16　厚生労働省「令和３年度『高齢者虐待の防止、高齢者の養護者に対する支援等に関する法律』に基づく対応状況等に関する調査結果」https://www.mhlw.go.jp/stf/houdou/0000196989_00024.html

17　厚生労働省「第13回　地域で安心して暮らせる精神保健医療福祉体制の実現に向けた検討会」（２０２２年６月９日開催）参考資料

18　松下正明「認知症とともに生きる」、日本精神衛生会「心と社会」№１６１、２０１５

終章　神に近くなった人

認知症の人によるソフトボール大会

薄墨《うすずみ》の空を背景に、富士山が輝いていた。

昨夜の雨を吸ったせいか、グラウンドはしっとりとしていた。静岡県富士宮市にある、かつて世界女子ソフトボール選手権大会が開かれた本格的なソフトボール場である。ここでこれからソフトボールの全国大会が開かれるのだ。

朝八時をすぎると、ぞろぞろと人が球場に集まってきた。選手とその仲間、それに家族のようだが、いずれも六〇代から七〇代の高齢者集団だ。

開会式が終わり、プロ野球のソフトバンクで監督を務めた工藤公康さんが始球式に登場すると大きな歓声があがった。それを皮切りに選手がグラウンドに散った。

七〇歳前後の男性がバッターボックスに立った。まるで荷物を担ぐようにバットを構え、思い切り振り下ろすと、ボコという音とともにボールがセンターへ抜ける。「走れ！」という声がチームメイトからあがった。ところが、打ったバッターはバッターボックスから動かない。サポーターの男性があわてて一塁ベースに誘導するが、走るというより、ゆっくりと歩くスピードなのだ。その間に外野から返ってきたボールを一塁手が受け取ったが、バランスを崩してひっくり返ってしまった。そんなハプニングの間に、なんと打った選手はヨタヨタとベースを踏んでいた。まるで兎と亀だ。

こんなプレイもあった。打ったボールがホームベースの前にころがった。一塁へ走ればいいのに、打者はボールを面白そうに見つめている。ベンチから「走れ！」の声がいっせいに飛び、打者はあわてて駆けだす。また、打ったのに一塁へ走らず、なんとピッチャーのほうに歩いていく選手もいた。周囲は笑いと歓声でわいた。

守る側もそうだ。バッターが打ったボールを、外野手が内野へ戻したが、受け取った選手はどこへ投げていいのか分からずオロオロしていた。と思えば、マウンドにあがったピッチャーが、一投目のボールがストライクだと聞いて、自分の役目は終わったと思ったらしく、応援席に向かって「引退！」と宣言してマウンドから離れていった。

私の目をひいたのは小柄なキャッチャーだった。きっちりと中腰になってボールを受けていたが、勢い余ってときどき後ろにひっくり返ってしまい、そのたび審判に支えられて立ち上がっていた。よく見るとかなりの年齢である。あとで聞けば八一歳だという。周囲から感嘆の声がこぼれる。

それにしても、「全日本」の冠がついているのにずいぶん風変わりな試合である。これは全日本認知症ソフトボール大会（通称「Dシリーズ」）といって、全国から集まった認知症の人によるソフトボール大会である。全国大会というよりも、まるでお祭り騒ぎである。本格的な球場でプレイして楽しむことに重点が置かれているのだろう。なにしろ、スリーアウトになるまで打者が何度交代してもいいなんて、この大会ならではのルールである。

認知症の人は、症状が進行していくと近時の記憶が消え、同時に未来への展望をいだきにくくなるから、人生の先行きなどは考えにくい。でも、やっぱり未来を目指して何かに熱中したい。それが毎年三月に開催されるDシリーズなのだ。認知症の人たちはこの試合を目標に練習し、試合の当日は「今」を思いっきり楽しむのである。

普段の彼らはチームで行動する機会はまずない。しかしここでは、みんなが力を合わせてチームでソフトボールを楽しむ。それが連帯感を生んで、生き生きとした表情になる。認知症になる前は好きなことを楽しめたのに、認知症になったために失われてしまった日常が、この日だけ取り戻せるのだ。

これを企画した一人が富士宮市役所職員の稲垣康次さんである。認知症に関わっている仲間と酒を飲んでいるときだったという。

「富士宮には世界大会が開ける球場があるんだから、そこで認知症の人がソフトボールの試合をやったらみんな喜ぶんじゃないかな」

そんなことを言ったら、みんなやろうと言い出したそうである。最初は「ケガなく楽しんでくれればいい」と思っていたのに、Dシリーズが始まると、全国の認知症の人たちがまるで高校球児が甲子園を目指すようにやってきたのである。

全国が注目する富士宮方式

この町には、全国の認知症関係者が注目する「富士宮方式」と呼ばれる手法がある。稲垣さんによれば「行政がトップダウンで決めるのではなく、認知症の人と共に町に足りないものを探し、見つかったら認知症施策として行政が当事者と共に考える」というものだ。あくまでも住民が主体なのである。

たとえば「見守り・SOSネットワーク」がそうだ。最初は「徘徊《はいかい》の見守りじゃないぞ、外出支援だぞ」ということで「見守りマップ」を作成したそうだ。認知症の人が外を歩くのは無目的に徘徊するのではなく、気持ちは散歩なのに、ときどき帰る道が分からなくなる。だから、みんなで見守ろうということである。

「見守りというと、徘徊している人を見つけて連れ戻すイメージがありますが、認知症になっても安心して外出できることが先ではないかと考え、外出支援にこだわったんです。認知症の人が出歩くのは目的があるからで、その目的を知って、その人が歩くコースにコンビニや修理工場などがあったら話を聞き、『この前をよく通るよ』と言われたら、見守りマップで確認します。さらに、どの道をどの方向に歩いて行ったのかを聞いて、『もし道を外れたら危ないので、そのときは声をかけて下さい』とか『この時間帯は息子さんに電話してあげて下さい』とかお願いしました。認知症になっても安心して外出できる町を目指そうというのがこの取り組みの原点です」

ところが、それでもコースを逸《そ》れて帰れなくなる人が出てきた。

「歩いている途中で、たまたま畑仕事をしている人とおしゃべりしたら、『妹さんはむこうに住んでいる』と聞いてそっちに歩いて行ったら行方不明になったとか、ちょっとしたことでコースを外れると帰れなくなるんです」

行方不明の人を探すには初動が重要だから、真っ先に防災無線（同報無線）で服装などの特徴を流す。また、ゴミ収集車やタクシー、新聞配達、介護自動車、移動販売車、企業の配送車など、常時外回りをしている車の所有者にＬＩＮＥで情報を流し、歩いている認知症の人を見たら連絡してもらうことにした。最近は地元のラジオ局にも流してもらっている。もし一時間以内に見つからなければ、警察に捜索願を出すそうである。一時間というのは、冬の富士宮市では気温が下がると場所によっては凍死の可能性が高くなるからだ。ちなみに、ＬＩＮＥでは顔写真を公開するのではなく、服装や身長など、行方不明者の特徴を文字で提供するだけなので限界はあるが、それでも「ここ数年、死亡発見はない」そうである。

住民主体の認知症カフェ

認知症の人やその家族が集まって悩みを打ち明けたりする場所として認知症カフェ

がある。日本で認知症カフェが広がったのは、二〇一二年に発表された「認知症施策推進5か年計画（オレンジプラン）」で施策の一つとして紹介されてからだが、二〇二一年には設置数が全国で七九〇四カ所まで増えた。富士宮市も盛んで、現在二三カ所でカフェが運営されている。それも行政が主体ではなく、住民主体だからそれぞれの認知症カフェにはこだわりがあるそうだ。

そのひとつである「富士山打ちっぱなしゴルフの会」を運営している平等寺住職の岩田照賢さんを訪ねた。このカフェは、認知症の人が富士山のふもとにある練習場でゴルフボールを打つという、ただそれだけのカフェだそうだ。

二〇一五年に、岩田さんの母が認知症と診断され、介護する立場になったのだが、慣れない介護に愚痴の一つも言いたいのに、認知症の人がいる場ではなかなか正直に吐露できなかった。やはり介護している人同士で語り合う場が必要だと感じた岩田さんは、「ケアラーズカフェともいき」を立ち上げたという。

「そのカフェに五〇代の若年性認知症の方がご両親と来られました。ゴルフが大好きだったのに、認知症と診断されたらお仲間から誘いがなくなったと言うんです。私もゴルフが好きですから、それならみんなでゴルフをやってみようということでカフェになりました。男性の中には、デイサービスには行かないけど、打ちっぱなしゴルフには行くという方もいて、みんな生き生きしています。昔はそこでゴルフをやった方も多く、ゴルフ場に来ると昔の仲間と会うんです。互いに自慢しながらそこで盛り上がっています。そんな姿を見ていると、誰が認知症の人かわからないですね」

それを聞いて、同じような光景を目にしたのを思い出した。第四章で紹介した、同じ富士宮市にある「木工房いつでもゆめを」に行ったときのことである。認知症の人が従業員の半数以上を占め、木製の介護用品を制作・販売している会社だ。

建物の外に置かれたテーブルで、一〇人ほどの従業員がお茶を飲みながら雑談を始めたのだ。みんな富士宮市近辺の生まれだから共通の話題はたくさんあるのだろう。この日は半世紀以上も前からある喫茶店が話題になった。「白鳥」とか「望欧亜（ボア）」とかいう店名が飛び出すと、話が一気に盛り上がったのだ。

「あれは純喫茶だったの？」

「いやあ、ブランデーを入れてくれたから純喫茶じゃなかったのでは？」

「学生服を脱いでこっそりよく行ったよな」

「そうそう、デートしていたやつがいて冷やかしたことがあったね」

身振り手振りで笑い転げているのだ。男だけだったから、普段なら口にしないであろうちょっと卑猥な話も飛び出して会話が盛り上がる。知らなければ、彼らが認知症だとは誰も思わないだろう。なにしろ、彼らの中には認知症でない人も数人いるのに、私にはどの人がそうなのか区別できなかったのである。この場にいる認知症の人たちは、自分が認知症であることを忘れていたのかもしれない。

認知症の人が健常者と一緒になって、まるで日常の一コマのように笑い転げながら生き生きとした時間を過ごす。そんな社会が本来の「認知症とともに生きる」姿なのではないだろうか。

認知症になっても暮らしたい町

富士宮市の認知症施策が「富士宮方式」として注目されているのはこうした取り組みだけではない。認知症になっても住みやすい町として知られているからだろう。たとえば前出の稲垣さんはこんな一例を語ってくれた。

六〇人ほど集まったある集会で、「認知症になっても自分らしくこの地域で暮らせる人はどれぐらいいますか」と稲垣さんがたずねた。すると、九割が手を挙げたという。また「認知症になったらおしまいだと思っている人はどれくらいいますか」と質問すると、一人か二人しか手を挙げなかったそうだ。

住民からこんな反応があるのは、二〇〇七年から稲垣さんらが認知症の啓発に力を入れてきたからである。富士宮の啓発活動は独特で、稲垣さんによれば「厚労省が作るテキストは偏見を助長させる。医者がテキストを作るからだ」と言って、独自のテキストを使っている。なぜそんな手のかかることをしたかというと、厚労省のテキストで啓発活動をしたあと、住民に「認知症の人と関わりたい人はいますか？」とたずねたら、誰も手を挙げなかったからである。

厚労省のテキストは「『認知症とは……』という説明から始まって、認知症の特徴とか周辺症状を説明して終わり。ずれているんです」と稲垣さんはいう。教科書としてはよくても、これでは認知症の人に関わりたいと思わないだろう。

「認知症になってもコンビニで買い物したい、イオンだって行きたい。それにはこんなサポートをすれば、この人は地元で買い物が続けられますよ、と言うと、自分も関わってみようかと思うんです。我々の使っている日常生活を扱うテキストは、厚労省のテキストとまったく違っているんです」

認知症の人に耳を傾けてきた稲垣さんらしい言葉である。ちなみに富士宮で使われるテキストは、たとえば認知症の人がどういう思いで生活しているのか、どんなサポートを望んでいるのか、そのために本人のメッセージを載せたりして、認知症の人が中心のテキストになっている。

ここで紹介したのは、富士宮市が認知症に関して取り組んでいる中のほんの一部だが、認知症になってもこの町に住みたいという声があるのは、実際に認知症の人が安心して暮らしている姿を住民が見ているからだろう。こんな地域が広がっていけば、認知症の人がかかえている重荷はずいぶん軽くなるはずである。

認知症の人は、困りごとがあっても自分で解決できない。だから他者を頼るしかない。それにはまず、身近にいる家族や専門職に頼る。家族らにできないことがあれば地域に頼る。この二つが充実すれば、認知症の人とその家族の負担は軽くなるはずだ。そのうえで、前の章で松下さんが指摘したように、認知症の人の不安をなくすために、認知症とともに生きる社会をつくることだ。高齢者のアルツハイマー型認知症は老化の一過程であることを認める社会であるなら、たとえアルツハイマー型認知症になったところでなんら恐れることはない。老化はすべての人の行く道だからである。そのとき初めて、認知症は怖くないと言えるだろう。

徘徊という言葉がない土地

「徘徊」という言葉が、いつから認知症の人に対して使われるようになったのかは分からないが、つい数十年前まで「徘徊」という言葉を使わなかった地域もあったらしい。出雲の高橋さんはこんなことを言っている。

「八〇年代でしたが、石垣島で認知症の調査をしたことがあって、そのときタクシーの運転手に『徘徊された人は、みなさんで探すんですか』と訊いたら、『徘徊ってなんだね』と言うんです。『いや、認知症の人が道に迷ったりして外を歩き回ることを徘徊って言いませんか』って問い返したら、『わしは長く石垣島で運転手やってるけど、そんなこと聞いたことがないぞ』と言うんですね。確認のために石垣市役所に問い合わせると、『そういう人がいたら、行きたいところに連れて行きます』と言うんです。そんな文化がまだ残っていたんですね」

「徘徊」という言葉が使われていないのは、この地域で「徘徊」が日常生活に溶け込んでいて区別する必要がないからだ。たとえば、認知症の高齢者が一人で歩き回っていたら、本人の行きたい所へ送って行く。あるいは道に迷っているなら本人の自宅に連れて帰る。それが日常の光景なら、「徘徊」という言葉を使う必要がない。石垣島の社会がそれを当然として受け入れているのだから、これも一つの文化に違いない。

高橋さんは、開業する前の八〇年代、三年ほど隠岐島の病院に勤務したそうだが、そこでも同じような場面を目撃したという。

「隠岐島では認知症の人は病院に来ないというので、民生委員と保健所に協力してもらって村の八八軒を調査しました。あるお宅に行ったら、アルツハイマーの人が二人、炬燵《こたつ》で楽しげにしゃべっているんです。一人は近所の老人らしく、毎日のようにやって来てはこの家の老人とおしゃべりして帰るそうです。それもトンチンカンな話で、たとえば『いい天気だなぁ』と言ったら、『あれは美味しかったのう』と返すようなものです。仮性対話（意味のない動作の連続やつぶやきでアルツハイマー型に多い）というのですが、対話になっていなくても、情動的につながっているんです。その家のお嫁さんは『毎日こうですから』と笑っていました。もしこの家に来る途中で迷っても、誰かがこの家に連れてくるそうで、お嫁さんがつくったお昼ご飯を食べ、辻褄の合わない話を楽しんで夕方帰っていくんだそうです。本土ではあり得ないことですが、ここではボケても何の問題もないんですね」

高橋さんは、周辺症状がない人を「可愛げにボケる」と表現したが、まさしくこういう人たちなのだろう。世の中に認知症の人があふれても、「可愛げにボケる」人ばかりなら、家族も本人も不安にはならないはずだ。

昔は「共生社会」がしっかりあって、地域包括ケアなどなくても、認知症の人たちは地域に守られていたのだろう。その背景にあるのが忠孝道徳や祖霊信仰などではなかっただろうか。それが健在だった社会だからこそ、老いて認知症になっても、それほど不安を感じることはなかったのかもしれない。

神に近くなる

アイヌの世界では、認知症になって言葉が分かりにくくなると、「神に近くなった」というそうだ。アイヌ文化の研究で知られる藤村久和さんの著書にこうある。

人間の生活をだんだん終わりかけて、神に近づいている。だから老人はときどきわからないことを言ったりするのだと考えた。アイヌの人たちはぼけるということを、ぼけというふうにとらないで、神用語を使い始めたと言う。年をとると子供に帰るというが、子供に帰るのではなくて、あの世への旅立ちの準備で、神に近くなってきたからそうなると考えるのである。※1

呆《ほう》けて訳の分からないことをしゃべるから無視するのではなく、神に近づいて「神用語」を使い始めたといって耳を傾ける。なんというやさしさだろう。

アイヌの人たちは、歳をとるのはあの世への旅立ちの準備であり、死はこの世との永遠の別れではなく、死んで魂があの世に行っても、再びこの世に戻ってくる、つまり〈霊は、死ぬことなくあの世とこの世とを往復する〉と信じていたそうだ※2。それゆえ「神用語」を話す年寄りを大切にあつかったのだろう。

これはアイヌだけでない。昔は日本列島の住人にはそれに近い文化があったのではないだろうか。私事で恐縮だが、まだ私が小さかったころ、母に連れられて海辺の集落に行ったときの場面をよく思い出す。母の知人らしい女性が、呆けた老人を縁側に座らせてお茶をすすめていた。老人に、何か一言二言声をかけると、母のいるところに戻ってきた。そして誰にともなくこうつぶやいた。

「ご先祖様になる人やさかい、大事にせんとなあ」

「大事にせんと」とは、たとえ歳をとって呆けていても、やがて亡くなって「ご先祖様」になるのだから、敬って大切にしないとこの世の家族を守ってくれないという意だろう。戦後の高度経済成長が始まったばかりのころの記憶だが、都会から遠く離れた鄙《ひな》には湧き立つような高度経済成長など縁はなく、生活もおそらく戦前と変わらなかったに違いない。まだ「あの世」が信じられていた時代で、アイヌと同じでご先祖は神様も同然だったから、たとえ呆けてもご先祖に近くなった老人を大切にする社会はまだ健在だったように思う。

医療史研究者の新村拓さんによると、前近代社会では〈人は老い衰えて惚《ほ》ければ神に近づき、やがては祖霊となる〉と信じられていたという※3。祖霊は子孫を守り、繁栄をもたらす存在である。老いるとは、そんな祖霊に近づくことだから、邪険にするはずはなかったのだ。

そんな文化が消えていくのは、幕末になってからである。西洋の精神医学が入ってきたことで、老いの果てにくる「老耄《ろうもう》」や「痴呆」が精神病の中に組み入れられたこともそうだ。明治になると、政府は西洋にならって「癲狂院《てんきょういん》」を設置し、認知症を含めた精神病の患者を収容するようになる。〈老いて病むことは当たり前であり、痴呆も心身の老化にともなう自然な生理的プロセス〉だったのに※4、恥ずべき病になったのである。これが今も認知症の高齢者を苦しめている源流である。

周辺症状は家族関係が引き金になることが多いと先に書いたが、だからといって家族に問題があるのではない。明治以降の近代化の流れのなかでつくられた、老人や認知症に対する差別や偏見が広く一般家庭に浸透していったせいだ。
　では昔の文化を取り戻せばいいかというと、まず無理だろう。そうではなく、認知症は老化に伴う自然なプロセスであることを認め、認知症の人が「認知症とともに生きる」社会を目指すことではないだろうか。高橋さんが語ったひと昔前の石垣島のように、認知症を気にしない社会である。それにはまず、私たちが老化を受け入れ、それを文化にしていくことだろう。出雲の重度認知症の康治さんが手記で願ったこんな社会かもしれない。

物忘れがあっても気にならない社会があるといいなあ

参考文献

1、2　藤村久和『アイヌ、神々と生きる人々』福武書店、1985
3、4　新村拓『痴呆老人の歴史』法政大学出版局、2002

【特別コラム1】
認知症をめぐって

東京大学名誉教授　松下正明

認知症とは何?

認知症という言葉には、2つの意味があります。1つは、記憶、理解、判断、言語、行為、意欲、意志などまとめて認知機能と言いますが、その**認知機能が障害を受け、そのために日常の生活に支障をきたすようになった状態**のことを意味し、2つめは、このような**認知機能の障害の原因となっている病気**を意味します。

正確にいえば、前者は認知症症状、後者は認知症症状を示す病気ということになりますが、このコラムでは、症状の認知症に関しては認知症症状と表現し、認知症という言葉は病気を意味するといたします。ただし後で説明するように、アルツハイマー型認知症は病気ではありません。

病気としての認知症は、あらゆる年代の人に生じますが、一般には、高齢者に見られる病気を意味します。その理由で、ここでも、高齢者にみられる認知症のことだけを話題とします。

認知症には大きく分けて2種類のタイプがあります。1つは、認知機能に関連するのは脳であるので、**脳に何らかの変化が生じて、認知症症状を現すタイプ**です。2つめは、**脳以外の身体の病気で認知症症状が発現するタイプ**です。たとえば、肝臓・腎臓・肺臓の病気、あるいは糖尿病とかホルモンの異常を示す内分泌の病気などで、それらの病気の人すべてにみられるわけではありませんが、認知症症状を呈することがあります。

しかし、頻度から言えば、脳の異変による認知症が圧倒的に多いのは事実です。では、第1のタイプの脳の異変による認知症にはどのようなものがあるのでしょうか。まず挙げられるのがアルツハイマー病、アルツハイマー型認知症です。それ以外には血管性認知症、レビー小体型認知症、前頭側頭型認知症、パーキンソン病・多系統萎縮症・脊髄小脳変性症など神経疾患に伴う認知症といった、みなさんには聞きなれない病名が並びます。このコラムでは、個々の病気についてすべて説明する余裕がありませんが、一部については、のちに触れることにします。

ここで注意していただきたいのですが、以前は初老期（五〇代、六〇代）で発症した、いまで言う若年性認知症を「アルツハイマー病」と呼んでいました。そして、アルツハイマー病にみられる脳病変と同じ所見がみられる高齢者のタイプは「アルツハイマー型認知症」と呼ばれていました。現在は両方ともアルツハイマー型認知症と称されていますが、このコラムでは、アルツハイマー病は若年性を意味し、高齢者タイプをアルツハイマー型認知症とすることにします。その理由は、両者の脳病変は類似していますが、臨床症状はかなり異なっているからです。

認知症は加齢とともに増加する

高齢者にみられる認知症の特徴は、世界のどの国にもあてはまることですが、年齢が進むとともに認知症が増えていくという点です。増え方の程度は国によって異なりますが、日本での増加は激増といってもいいほどです。本書の39ページでも示されているように、七〇歳代後半では一〇人に一人（平均一三・六％）ですが、八〇歳代前半になると一〇人に二人（同二一・八％）に増え、八五歳からは実に一〇人に四人

（同四一・四％）と急増。九〇歳代前半になると一〇人に六人（同六一％）、九五歳以上になると、一〇人中八人（同七九・五％）が認知症なのです。

その理由として、前述しました脳の病変によるすべてのタイプの認知症が加齢とともに増えてくるのではなく、アルツハイマー型認知症といわれる認知症だけが増えて、全体の等比級数的増加につながっていることが分かってきました。

アルツハイマー型認知症

アルツハイマー型認知症では、これ以外の認知症と違って、この病気に特徴的な脳の変化があるわけではありません。脳を解剖して明らかにされる変化は、神経細胞のまわりに、アミロイドβたんぱくという物質が蓄積して、神経細胞に障害をきたすこと。そして神経細胞のなかに過剰に燐酸《りんさん》化されたタウたんぱくという物質が出現して、神経細胞自体を障害することですが、この2つの変化は、認知症などみられない健常なすべての高齢者にみられ、加齢とともに数多く出現してくるものでもあります。したがって、この変化は、脳の老化現象の一つの現れと理解されています。ただ、この変化が、脳全体に無数に出現してくると認知症症状を呈するようになり、アルツハイマー型認知症と診断されることになるのです。

つまり、脳の変化をみるかぎり、健常な高齢者とアルツハイマー型認知症との間に質的ちがいはなく、あるとしたら、アミロイドβとタウたんぱくの量的な違いだけですが、しかしその違いは、個人によって異なっており、脳の変化が著しくても認知症症状を示さない人がいたり、その逆があったり、脳の変化と認知症症状との間には絶対的な相関はないという特徴があります。

したがって、私は、年来、症状としてはかなり病的であるものの、脳の変化としては健常高齢者と連続していることから、アルツハイマー型認知症は病気ではないと考えた方がよく、病名として理解するのには問題があると主張してきました。

アルツハイマー型認知症は、病気ではなく、高齢者が年を重ねるにつれ生じてくる認知機能の低下に過ぎない。だから、認知症という病気にはなりたくないと言ったり、アルツハイマー型認知症といわれて絶望したりすることはなく、脳が年をとってきた証に過ぎないのだと理解することが重要であるとみなさんに伝えているところです。

アルツハイマー型認知症の治療と予防

アルツハイマー型認知症は脳の老化現象の現われと理解する立場からは、アルツハイマー型認知症を改善させるということはかなり難しいと思われます。不老のための薬物を求めるようなものです。現在の治療では、認知症症状を改善するというのではなく、症状の進行、悪化をできるだけストップさせるにはどうしたらいいだろうかという観点から、種々の試みがなされています。

また、アルツハイマー型認知症の予防も困難事です。基本的には、脳の老化を避けることはできませんが、脳の老化のはじまりと、その老化の進展をいかにして遅らせるかに焦点があてられるべきでしょう。私は、高齢者になってから脳の老化を遅延させるというのではなく、健全な生活・社会的活動・身体的健康の維持、心身のストレスからの回避などを、若い時からの生き方の問題として捉えていくことが脳の老化にかかわってくるのではないかと考えています。

【特別コラム2】

エイジズム(高齢者差別)へ向けての挑戦

東京大学名誉教授　松下正明

3大差別のひとつ

エイジズムとは、1969年に、アメリカのワシントンDCのコロンビア地区で、高齢者用のアパートを建設するに際し猛反対した地域住民の態度に対して、老年医学専門家のバトラー医師が、「高齢者であるというだけで差別をする」現象をエイジズムと名づけたことに由来します。日本では「高齢者差別」と訳されていますが、人種差別、性差別とともに、アメリカ社会における3大差別といわれています。

バトラー博士は、その後、米国社会におけるエイジズムの現象に対して詳細な調査・報告をしました。そこで、エイジズムに関連した領域として、高齢者虐待、医療における差別、ナーシングホーム(看護付き老人ホーム)における差別、異常事態対応における差別(ハリケーンなど大災害に際しての高齢者への対応の乏しさ)、職場での差別、メディアにおける差別、マーケティングにおける差別が注目されました。

その後、社会におけるエイジズムは、ヨーロッパ社会でも大きな問題となり、現代でも、種々の反エイジズムの挑戦がなされています。しかし、日本では、私の目から見ると、個人、組織、機関を問わず、社会のあらゆる分野で、エイジズムが根強くはびこっていますが、反エイジズムの挑戦は欧米にくらべ、消極的にみえます。とくに、新聞、雑誌、テレビなどのマスメディア、コマーシャルを含めたマーケティングなどにみられるエイジズムは、目に余るものがあります。エイジズムの原因としては、高齢者に対する偏見、高齢者を蔑視する姿勢。ひいては否定的な高齢者観があり、エイジズムによる帰結としては、高齢者虐待、さらには、在宅や高齢者施設における高齢者殺害の事象などが現代社会における大きな問題として取り上げられています。

ＷＨＯは、「健康な高齢者の10年　２０２１‐２０３０」という課題で、国連に属している世界の各国に対して、高齢者、家族、地域のひとたちの生活を改善するために、４つの領域で活動に取り組むことを促しました。その一つに、「エイジズムとの闘い」があげられています。

本書を読まれる方々も、「高齢者、老人というだけの理由で偏見、差別、虐待をす

る」ことを思わせるような事態が見られたら、そのような事態が社会から撲滅される
よう、挑戦してください。まさにエイジズムとの闘いです。

あとがき

認知症の人は、コルチゾールというストレスホルモンの数値が高いと書きましたが、コルチゾール値が高いのは日常的にストレスにさらされているからでしょう。彼らが不安を訴えるのと無関係ではないように思います。

彼らの不安は、「自分が壊れていくような不安」や「漠然とした不安」などいろいろですが、元をたどれば、社会に満ちている認知症に対する誤解や偏見につながっているのではないか――。重度認知症の人たちに取材をしながら、もしこれを糺《ただ》すことができれば、彼らの苦痛や不安を軽減できるだけでなく、これから認知症になる人もずいぶん楽になるはずだと思いました。

本書はそんな思いを伝えたくて書いたつもりです。

「心の理論」という心理学の用語があります。他者と向き合ったとき、相手の行動や言葉、表情などから、その人の状況や気持ち、考え方などを類推して理解する能力だそうですが、ひと言でいえば、相手の立場になって物事を考える力です。

もっとも、そんな理屈は知らなくても、健全な人なら無意識に働いているはずです。ところが「心の理論」は認知症の人が相手だと、どうも違うようです。

たとえば、言葉をかけて返事がなければ、認知症だから「すぐに言葉が思いつかないのだろう」とは考えません。「ついに言葉も理解できなくなった」と判断しがちです。あるいは「帰ります」と言って家を出て行けば「自分の家も分からなくなったのか」と思っても、「居心地が悪いのかも」と配慮する人はあまりいません。こうしたすれ違いが起こるのは、認知症に関する知識不足もありますが、長い間に刷り込まれてしまった歪《ゆが》んだ認知症観が大きく影響しているように思います。それが、認知症の人の本質を見えなくさせているのかもしれません。

認知症基本法が掲げる「共生社会」も大切ですが、それ以前に認知症の人がその人らしく生きていくためには、社会に満ちている偏見や誤解を糺すことが必要ではないでしょうか。偏見や誤解のない社会が実現できるなら、あえて「共生社会」を標榜《ひょうぼう》しなくても、認知症になった老人は「可愛くボケた人」として社会に受け入れられるはずです。もちろん簡単ではないでしょう。でも、これを糺さずしてうわべだけを繕った社会にすれば、結果的にすべての人がつらい思いをすることになります。なぜなら、平均寿命がさらに延びれば、認知症になるのが当たり前の時代がやってくるからです。

アルツハイマー型認知症を老化と認めるかどうかについて、第五章で齋藤さんと松下さんの意見を分けて書きましたが、私は、お二人は同じことをおっしゃっているのだと思いました。

八〇歳を過ぎれば誰でも認知機能は落ちてきますが、平均的認知機能よりさらに低下した「病的」な人もいます。齋藤さんは、そういう人はいるけれども、この年代になると日常生活に支障が出ている人はたくさんいるのだから、平均的機能から離れているからといって、医学的に「病気」と診断する必要はないと言われます。それよりも、認知症の人たちが安心して暮らせるには、「病気」であろうとなかろうと、福祉的な介入が必要なんだとおっしゃりたかったのだと思います。

松下さんも「病的」で「異常」な状態の人もいることは認めていますが、それは加齢にともなう「異常」なのだから、彼らに必要なのは医療よりも福祉だといいます。松下さんには、エイジズムと同様、認知症の人に対する偏見を糺すことが第一義であって、それは、認知症になっても幸せに生きる社会を目指すには避けられないのだと言われているのだと思います。齋藤さんも松下さんも若干の違いはありますが、どちらも目指しているところは同じなのではないでしょうか。

とりとめない話になりました。


本書を書くにあたって、二〇一四年以降に月刊「文藝春秋」で書いた「小山《おやま》のおうち」に関する記事を引用しました。あらためて読み返しますと、忙しい中を突然のようにやってくる私を、いつも快く受け入れてくださったことが浮かんできます。「小山のおうち」の人たちには感謝してもしきれません。とりわけ前管理者の野津美晴さん、現在の管理者の吉田朋子さん、そしてスタッフのみなさんにはひとかたならぬお世話になりました。また、行くたびに貴重なお話を聞かせていただいた「エスポアール出雲クリニック」の高橋幸男先生に厚くお礼を申し上げます。

私が「認知症は病気ではない」というテーマで書きたいと思っても、齋藤正彦さん、そして松下正明さんとの出会いがなければ、本書はなかったかもしれません。感謝の言葉もありません。また、名前を出していませんが、取材にあたってご協力いただいた方は数えきれません。紙面を借りて謝意を表します。

また「文藝春秋」での取材時には池内真由さんと曾我麻美子さんに、そして稲田勇夫さんには雑誌掲載時および本書の出版にあたって多大な尽力を得ました。最後になりましたが、「文藝春秋」編集長だった新谷学さんと、そして西本幸恒さんには新書化のきっかけをつくっていただきました。あらためて感謝の意を記したいと思います。

奥野修司

奥野修司（おくの　しゅうじ）

1948（昭和23）年、大阪府生れ。ノンフィクション作家。『ナツコ　沖縄密貿易の女王』で大宅壮一ノンフィクション賞と講談社ノンフィクション賞を受賞。社会問題を扱った『心にナイフをしのばせて』や、医療をテーマにした『看取り先生の遺言』など著作多数。認知症の取材にも長年、取り組み、『丹野智文　笑顔で生きる』（丹野智文氏との共著）、『ゆかいな認知症』『なぜか笑顔になれる認知症介護』など関連書籍を多数執筆している。

文春新書

1473

認知症《にんちしよう》は病気《びようき》ではない

2024年10月20日　第1刷発行

著　者　奥野修司
発行者　大松芳男
発行所　株式会社 文藝春秋

〒102-8008　東京都千代田区紀尾井町3-23
電話（03）3265-1211（代表）

印刷所　大日本印刷
製本所　大口製本

定価はカバーに表示してあります。
万一、落丁・乱丁の場合は小社製作部宛お送り下さい。
送料小社負担でお取替え致します。

ISBN978-4-16-661473-8